乡村医生
口袋书

顾　问：马建辉

主　编：孟　浦　李晓南

编　委：(按姓氏笔画排序)

　　　　马娟娟　王　砾　王晓鸣　王琼玉

　　　　文　艺　卢　蓉　叶天响　叶志英

　　　　李晓南　杨　帆　余　晶　金　曜

　　　　周　毅　周艳平　孟　浦　荣　朝

　　　　黄　沁　黄丽华　章　红　薛承斌

　　　　魏朝霞

华中科技大学出版社
http://www.hustp.com
中国·武汉

内 容 简 介

本书共六章,包括:乡村社区常见症状诊断、鉴别诊断与处置,乡村社区常见意外及创伤急救常识,乡村社区中医康复适宜技术,乡村社区儿童预防保健,乡村社区常见妇产科疾病和乡村社区常用药物。

本书适合乡村、社区医生阅读,可作为基层医护人员的工具书,也可供广大群众参考。

图书在版编目(CIP)数据

乡村医生口袋书/孟浦,李晓南主编.—武汉:华中科技大学出版社,2020.7(2021.6 重印)

ISBN 978-7-5680-6328-9

Ⅰ.①乡…　Ⅱ.①孟…　②李…　Ⅲ.①疾病-诊疗-基本知识　Ⅳ.①R4

中国版本图书馆 CIP 数据核字(2020)第 116137 号

乡村医生口袋书　　　　　　　　　　　　　孟　浦　李晓南　主编
Xiangcun Yisheng Koudaishu

策划编辑:周　琳	责任校对:阮　敏
责任编辑:余　琼	责任监印:周治超
封面设计:廖亚萍	

出版发行:华中科技大学出版社(中国·武汉)　电话:(027)81321913
　　　　　武汉市东湖新技术开发区华工科技园　邮编:430223

录　　排:华中科技大学惠友文印中心
印　　刷:湖北恒泰印务有限公司
开　　本:787mm×1092mm　1/32
印　　张:6
字　　数:130 千字
版　　次:2021 年 6 月第 1 版第 2 次印刷
定　　价:39.00 元

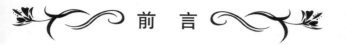

前　言

习近平总书记在十九大报告中提出，坚决打赢脱贫攻坚战，让贫困人口和贫困地区同全国一道进入全面小康社会是我们党的庄严承诺。要动员全党全国全社会力量，坚持精准扶贫、精准脱贫。

习近平总书记在谈卫生健康大计时强调，没有全民健康，就没有全面小康。乡村医生是我国医疗卫生服务队伍的重要组成部分，是最贴近亿万农村居民的健康"守护人"，是发展农村医疗卫生事业、保障农村居民健康的重要力量，承担着国家基本公共卫生服务和常见病、多发病初级诊治的基本医疗服务及医疗卫生服务相关工作。

全国乡村尤其是边远贫困山区，受过规范培训的乡村医生紧缺。健康"守护人"的身份要求他们必须兢兢业业地开展各项工作。为帮助他们更好地完成各项工作，我们编写《乡村医生口袋书》，方便他们随时随地翻阅。

本书结构完整，层次清晰，图文并茂，力求言简意赅，语言朴实、精炼，表达清晰，医学知识以症状学入手，便于理解、记忆。

由于水平有限，编写时间短暂，书中难免有疏漏和不足之处，恳请广大读者不吝赐教，以利日后修正。

愿以此书致敬身在贫困地区，一直努力地把党和政府的关怀送往千家万户的乡村医生们！

华中科技大学医院院长

目 录

目
录

1

目

录

第一章 乡村社区常见症状诊断、鉴别诊断与处置

第一节 发 热

一、发热的诊断

（1）成年人腋下体温超过 37 ℃并且能够除外生理性体温增高，即可诊断发热。

（2）根据发热的程度可以分为低热（38 ℃以下），中等度热（38～39 ℃），高热（39～40 ℃）和超高热（40 ℃以上）。

（3）长期低热是低热持续 1 个月以上，长期中等度热与高热是指该种程度发热持续 2 周以上。

二、发热的病因

1. 感染性发热 各种病原体（病毒、细菌及其他病原微生物、寄生虫）感染后均可引起发热。

2. 非感染性发热 血液、免疫系统等疾病，恶性肿瘤，急性心肌梗死等无菌性坏死组织吸收、甲亢等内分泌及代谢障碍以及体温调节中枢功能障碍等，均会出现发热症状。

三、发热伴随症状的基本判断和处置

发热伴随症状的基本判断和处置见图 1-1。

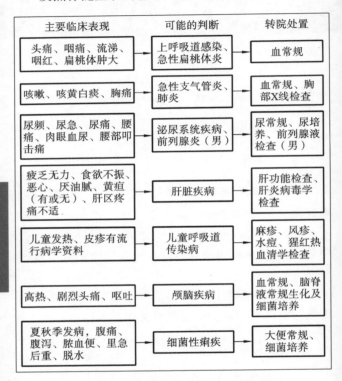

主要临床表现	可能的判断	转院处置
头痛、咽痛、流涕、咽红、扁桃体肿大	上呼吸道感染、急性扁桃体炎	血常规
咳嗽、咳黄白痰、胸痛	急性支气管炎、肺炎	血常规、胸部X线检查
尿频、尿急、尿痛、腰痛、肉眼血尿、腰部叩击痛	泌尿系统疾病、前列腺炎（男）	尿常规、尿培养、前列腺液检查（男）
疲乏无力、食欲不振、恶心、厌油腻、黄疸（有或无）、肝区疼痛不适	肝脏疾病	肝功能检查、肝炎病毒学检查
儿童发热、皮疹有流行病学资料	儿童呼吸道传染病	麻疹、风疹、水痘、猩红热血清学检查
高热、剧烈头痛、呕吐	颅脑疾病	血常规、脑脊液常规生化及细菌培养
夏秋季发热，腹痛、腹泻、脓血便、里急后重、脱水	细菌性痢疾	大便常规、细菌培养

图 1-1 发热伴随症状的基本判断和处置

四、发热的处理

1. 病因治疗 首先要尽快明确诊断，对感染性发热病人中已确定为细菌感染者，应选用有效抗菌药物；病毒性感染一般不宜选用抗菌药；体温 38.5 ℃以内，可以选择多饮水等物理降温措施，超过 38.5 ℃的发热,在上级医生的指导下,可有选择地行降温处理后转院。儿童发热立即转上级医院处理。

2. 对症处理 ①物理降温:冷毛巾额部湿敷、腋下及大腿根部放置冰袋(不可直接接触体表)、四肢酒精擦浴(尽量避免涂抹躯干)等。②药物降温:服用退热止痛药如对乙酰氨基酚、布洛芬等,高热伴惊厥、谵妄者,立即转院。体温下降出现大汗时需注意补液(通过口服补充适量电解质),或者自制糖盐水,防止脱水。

3. 转诊处理 对疾病判断不明,病情发展迅速者,应及时转诊。

第二节 胸 痛

胸痛是临床常见症状。须注意胸痛的部位和严重程度,并不一定和病变的部位、病变的轻重程度相一致。

一、胸痛的病因

胸痛的病因主要包括胸壁疾病、纵隔疾病、食管疾病、心脏与大血管疾病、呼吸系统疾病、腹腔器官疾病等。其中由严重的内脏疾病引起的胸痛如急性心肌梗死、夹层动脉瘤、肺梗死等,可危及生命。

二、胸痛的诊断

1. 询问病史时的注意事项 ①疼痛的部位。②疼痛的性质。③疼痛时的年龄。④影响胸痛的因素。⑤是否伴随放射性腹痛、背痛、肩痛、牙痛,是否心慌、胸闷,是否有咳嗽、咳痰,是否恶心、呕吐。⑥其他:既往是否有已经明确的心脏病,或有近期手术史,有吞咽异物或腐蚀剂等病史等。

2. 体格检查 ①胸壁炎症及外伤,如疖肿、带状疱疹等,局部有红肿、压痛及疱疹等表现,由视诊、触诊即可确诊。②胸内脏器病变须进行仔细的体格检查。

三、胸痛的鉴别及处置

1. 心血管疾病引起的胸痛 主要由冠状动脉供血不足和耗氧量增加导致心脏缺血缺氧、大血管扩张或撕裂、壁层心包被炎症波及等所致。特点为多有高血压、心脏病病史;疼痛多位于胸骨后或心前区并可向左肩放射,心电图可有异常。心血管疾病引起的胸痛的基本判断和处置见图 1-2。

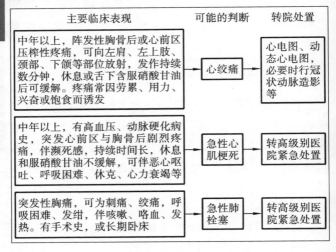

图 1-2　心血管疾病引起的胸痛的基本判断和处置

2. 呼吸系统疾病引起的胸痛　多由病变累及胸膜壁层而引起胸痛。其特点：胸痛常因咳嗽或深呼吸而加剧，多伴咳嗽、咳痰，胸部体检和 X 线检查可发现病变部位和性质。

3. 胸壁疾病引起的胸痛　病变直接累及神经、血管。特点是胸痛常固定在病变所在部位，举臂、深呼吸、咳嗽等引起胸廓活动时可使胸痛加剧，病变部位有压痛。胸壁疾病引起的胸痛的基本判断和处置见图 1-3。

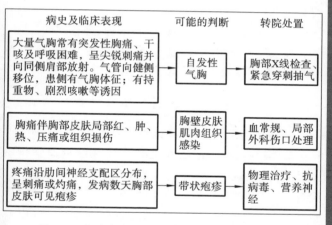

图 1-3　胸壁疾病引起的胸痛的基本判断和处置

第三节　咳　　嗽

咳嗽是一种保护性反射动作，机体通过咳嗽可有效清除呼吸道分泌物或进入气道内的异物。咳嗽也是疾病的一种表现，长期、剧烈的咳嗽影响工作和休息,而且还可引起头痛、呕吐、自发性气胸、手术切口破裂等并发症。

一、咳嗽的病因

1. 呼吸道疾病 从鼻咽部到支气管整个呼吸道黏膜受到刺激时均可引起咳嗽。包括刺激性气体(如冷、热空气,氯气、氨气等)的吸入、异物、炎症、出血、肿瘤等。

2. 胸膜疾病 胸膜炎或胸膜受到刺激(气胸、胸腔穿刺)时。

3. 心血管疾病 肺淤血、肺水肿、肺栓塞时。

4. 某些药物 如血管紧张素转化酶抑制剂(ACEI)类药物常引起干咳。

二、咳嗽的诊断、鉴别诊断及处置

1. 急性咳嗽的诊断和处理 见图1-4。

2. 慢性咳嗽的诊断和处理 慢性咳嗽通常指咳嗽时间持续超过8周,影像学检查,包括胸部X线、CT检查未发现肺部有异常结构改变。慢性咳嗽的原因非常多。常见原因包括:①上气道咳嗽综合征,以前也被称为鼻后滴漏综合征,这是由鼻炎、鼻窦炎、鼻腔的分泌物流到咽喉部,刺激咽喉所引起。②咳嗽变异性哮喘。③胃食管反流。④变异性咳嗽。⑤有些是药物性引起的,例如,抗高血压药里面的ACEI这一类的药物则会引起慢性咳嗽。

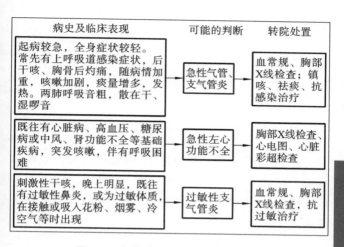

图 1-4 急性咳嗽的基本诊断和处理

第四节 咯 血

咯血是指喉及喉以下的呼吸道及肺出血经口腔咯出。24 h 咯血量少于 100 mL 为小咯血；100～500 mL 为中等量咯血；大于 500 mL 或一次咯血量大于 300 mL 称为大咯血。

一、咯血的病因

1. 呼吸系统疾病 ①支气管疾病：支气管扩张、支气管肺癌等。②肺部疾病：肺结核、肺炎、肺脓肿等，较少见的有肺淤血、肺梗死、肺吸虫病、肺真菌病、肺囊肿、肺血管畸形等。

2. 心血管疾病 常见的是风湿性心脏病二尖瓣狭窄。其次为先天性心脏病以及左心功能不全引起

7

的肺淤血等。

3. 其他 急性传染病（流行性出血热、钩端螺旋体病肺出血型等），血液病（白血病、血小板减少性紫癜等），风湿性疾病（系统性红斑狼疮、结节性多动脉炎等）。

二、咯血的诊断、鉴别诊断及处置

1. 咯血应与来源于口腔、鼻咽部的出血以及呕血相鉴别 可通过询问病史及对口腔、鼻咽部仔细检查以明确诊断，呕血者常有急性胃黏膜病变、消化性溃疡或肝硬化病史等。

2. 支气管疾病引起的咯血 支气管扩张、原发性支气管肺癌引起的咯血，都伴有慢性咳嗽，详见咳嗽一节。

3. 肺部疾病引起的咯血 除肺结核引起的咯血（详见咳嗽一节）外，其他肺部疾病引起的咯血可按图1-5步骤进行诊断处理。

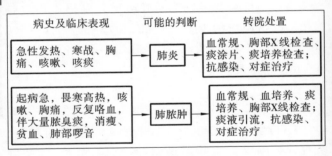

图 1-5 肺部疾病引起咯血的基本诊断和处置

4. 心血管疾病引起的咯血 咯血伴心悸、气短、口唇发绀应考虑是心血管疾病引起的（图1-6）。

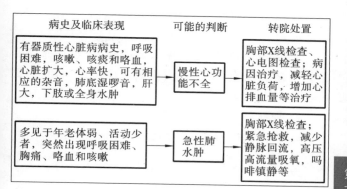

病史及临床表现	可能的判断	转院处置
有器质性心脏病病史，呼吸困难，咳嗽、咳痰和咯血，心脏扩大，心率快，可有相应的杂音，肺底湿啰音，肝大，下肢或全身水肿	慢性心功能不全	胸部X线检查、心电图检查；病因治疗，减轻心脏负荷，增加心排血量等治疗
多见于年老体弱、活动少者，突然出现呼吸困难、胸痛、咯血和咳嗽	急性肺水肿	胸部X线检查；紧急抢救，减少静脉回流，高压高流量吸氧，吗啡镇静等

图 1-6　心血管疾病引起咯血的基本诊断和处置

第五节　呼 吸 困 难

呼吸困难是指病人主观上感觉空气不足，呼吸费力；客观上表现为用力呼吸、张口抬肩。严重者可出现鼻翼扇动，端坐呼吸、发绀，辅助呼吸肌也参与呼吸运动，并有呼吸频率、深度和节律的异常。须立即转院抢救。

一、引起呼吸困难的主要病因

1. 呼吸系统疾病　①呼吸道阻塞：常见于支气管哮喘、慢性阻塞性肺气肿及喉、气管、支气管的炎症、异物、肿瘤等。②肺部疾病：如肺炎、肺不张、肺淤血、肺水肿、肺梗死、肺癌等。③胸廓与胸膜疾病：如严重胸廓畸形、气胸、大量胸水及严重的胸膜肥厚、粘连等。④呼吸肌功能障碍如急性多发性神经根炎（吉兰-巴雷综合征），重症肌无力、膈麻痹、脊髓灰质炎等。

2. 循环系统疾病 各种原因所致的心功能不全、心包炎等。

3. 中毒 如酸中毒（糖尿病酮症、尿毒症）、化学毒物中毒（一氧化碳中毒、有机磷农药中毒）、药物（巴比妥类、吗啡类）中毒等。

4. 血液病 如严重贫血等。

5. 神经精神因素 如脑出血、脑肿瘤、癔症等。

二、呼吸困难的诊断、鉴别诊断及处置

1. 肺源性呼吸困难 临床上分为以下三种类型。

（1）吸气性呼吸困难：由喉、气管、大支气管的炎症、水肿、痉挛、异物肿瘤等导致管腔狭窄或梗阻而引起，特点是吸气明显困难，吸气时间显著延长，严重者可出现"三凹征"（锁骨上窝、胸骨上窝及肋间隙凹陷）。

（2）呼气性呼吸困难：由肺组织弹性减弱、小支气管痉挛狭窄所致，如支气管哮喘、慢性阻塞性肺气肿等。特点是呼气费力、呼气时间明显延长，常伴哮鸣音。

（3）混合性呼吸困难：由于广泛肺部病变或肺组织受压如重症肺炎、大面积肺梗死、大片肺不张、大量胸水或气胸等。特点是吸气呼气都费力，呼吸浅而快。

肺源性呼吸困难的基本诊断和处置见图 1-7。

2. 心源性呼吸困难 左心、右心或全心功能不全及大量心包积液者均可出现呼吸困难。

3. 中毒性呼吸困难 中毒性呼吸困难的基本诊断和处置见图 1-8。

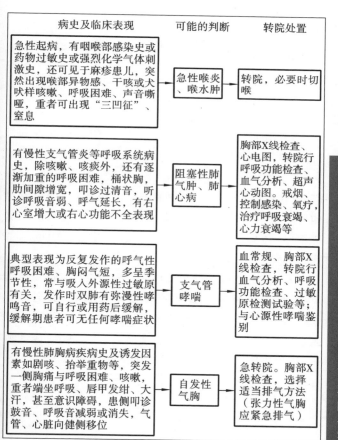

图 1-7　肺源性呼吸困难的基本诊断和处置

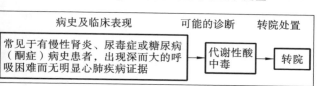

图 1-8　中毒性呼吸困难的基本诊断和处置

第六节 腹 痛

一、腹痛的病因

1. 急性腹痛 ①腹腔脏器急性炎症:如急性阑尾炎、急性胆囊炎等。②空腔脏器阻塞或扩张:如肠梗阻、胆道结石等。③脏器扭转或破裂:如肠扭转、肝脾破裂等。④腹膜炎症。⑤腹腔血管阻塞:如缺血性肠病等。⑥腹壁疾病:如腹壁挫伤等。⑦胸腔疾病的腹部牵涉痛:如肺炎、心绞痛等。⑧全身疾病引起的腹痛:如过敏性紫癜等。

2. 慢性腹痛 ①腹腔脏器慢性炎症:如慢性胃炎、慢性胆囊炎等。②空腔脏器张力增高:如胃肠痉挛等。③胃、十二指肠溃疡。④慢性脏器扭转或梗阻。⑤脏器包膜牵张:如肝淤血等。⑥中毒、代谢障碍:如铅中毒、尿毒症等。⑦肿瘤压迫与浸润。

二、腹痛的诊断、鉴别诊断及处置

急性腹痛的基本诊断和处置见图 1-9。

应注意,除腹腔疾病外,心绞痛、心肌梗死、大叶性肺炎、过敏性紫癜、糖尿病酮症酸中毒、卵巢囊肿扭转等也可引起急性腹痛。

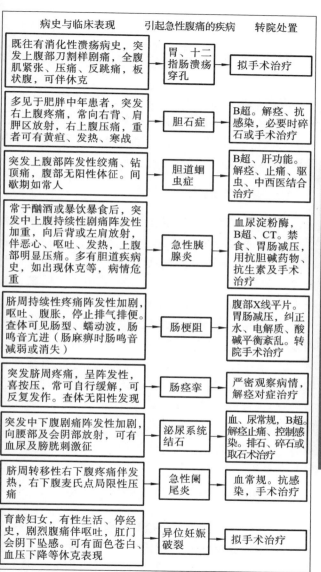

病史与临床表现	引起急性腹痛的疾病	转院处置
既往有消化性溃疡病史，突发上腹部刀割样剧痛，全腹肌紧张、压痛、反跳痛、板状腹，可伴休克	胃、十二指肠溃疡穿孔	拟手术治疗
多见于肥胖中年患者，突发右上腹疼痛，常向右背、肩胛区放射，右上腹压痛，重者可有黄疸、发热、寒战	胆石症	B超。解痉、抗感染，必要时碎石或手术治疗
突发上腹部阵发性绞痛，钻顶痛，腹部无阳性体征。间歇期如常人	胆道蛔虫症	B超、肝功能。解痉、止痛、驱虫、中西医结合治疗
常于酗酒或暴饮暴食后，突发中上腹持续性剧痛阵发性加重，向后背或左肩放射，伴恶心、呕吐、发热，上腹部明显压痛。多有胆道疾病史，如出现休克等，病情危重	急性胰腺炎	血尿淀粉酶，B超、CT。禁食、胃肠减压，用抗胆碱药物、抗生素及手术治疗
脐周持续性疼痛阵发性加剧，呕吐、腹胀，停止排气排便。查体可见肠型、蠕动波，肠鸣音亢进（肠麻痹时肠鸣音减弱或消失）	肠梗阻	腹部X线平片。胃肠减压，纠正水、电解质、酸碱平衡紊乱。转院手术治疗
突发脐周疼痛，呈阵发性，喜按压，常可自行缓解，可反复发作。查体无阳性发现	肠痉挛	严密观察病情，解痉对症治疗
突发中下腹剧痛阵发性加剧，向腰部及会阴部放射，可有血尿及膀胱刺激征	泌尿系统结石	血、尿常规，B超。解痉止痛、控制感染。排石、碎石或取石术治疗
脐周转移性右下腹疼痛伴发热，右下腹麦氏点局限性压痛	急性阑尾炎	血常规。抗感染，手术治疗
育龄妇女，有性生活、停经史，剧烈腹痛伴呕吐，肛门会阴下坠感。可有面色苍白、血压下降等休克表现	异位妊娠破裂	拟手术治疗

图 1-9 急性腹痛的基本诊断和处置

第七节　腹　　泻

腹泻是指大便次数明显增加、粪质稀薄，或带有黏液、脓血或未消化的食物。一般每日大便超过 3 次、每次粪便量超过 200 g、水分超过粪便总量的 80% 时即称为腹泻。

一、腹泻的病因

1. 急性腹泻　①肠道疾病：细菌、病毒、真菌及寄生虫导致的肠炎；急性出血坏死性肠炎；克罗恩(Crohn)病；溃疡性结肠炎急性发作；抗生素相关性肠炎等。②急性中毒：毒蕈、鱼胆、河豚中毒，砷、磷、汞、铅中毒。③全身感染：败血症、钩端螺旋体病等。④其他：过敏性紫癜、变态反应性肠炎，服用某些药物，如泻药、利血平等。

2. 慢性腹泻　①消化系统疾病：慢性细菌性痢疾、阿米巴痢疾、肠结核、Crohn 病、溃疡性结肠炎、肠道肿瘤、慢性胰腺炎、肝硬化、慢性胆囊炎、胆石症、小肠吸收不良等。②全身性疾病：甲亢、系统性红斑狼疮等。③药源性腹泻。④神经功能性腹泻、肠易激综合征等。

二、腹泻的诊断、鉴别诊断及处置

1. 急性腹泻的基本诊断和处置　见图 1-10。
2. 慢性腹泻病人转院治疗　慢性腹泻是常见的临床症状，并非具体疾病，指病程超过三周的腹泻。

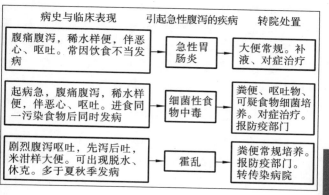

图 1-10　急性腹泻的基本诊断和处置

第八节　恶心与呕吐

一、恶心与呕吐的病因

1. 反射性呕吐　①咽部受到刺激：吸烟、剧咳、鼻咽部炎症等。②胃肠疾病：急性胃肠炎、消化性溃疡、急性阑尾炎、肠梗阻等。③肝胆胰疾病：肝炎、肝硬化、胆囊炎、胆石症、胰腺炎等。④腹膜和肠系膜疾病：急性腹膜炎等。⑤其他：急性心肌梗死、休克、心力衰竭、尿路结石、急性肾盂肾炎、异位妊娠破裂、青光眼、屈光不正等。

2. 中枢性呕吐　一般会伴有剧烈头痛。

中枢神经系统疾病：①颅内感染：脑炎、脑膜炎。②脑血管疾病：脑出血、脑梗死等。③颅脑损伤。④癫痫持续状态。

3. 前庭功能障碍 梅尼埃病、迷路炎、晕动病等。

4. 其他 ①全身性疾病：糖尿病酮症酸中毒、尿毒症等。②药物作用：洋地黄类、抗癌药、抗生素、吗啡等。③中毒：乙醇、有机磷农药、一氧化碳等。④精神因素：胃神经官能症、神经性厌食等。

二、恶心与呕吐的诊断

1. 病史 ①呕吐特点：如颅内高压性呕吐呈喷射性；胃源性呕吐常伴恶心，呕吐呈溢出性，吐后自觉轻松；幽门梗阻常为夜间呕吐。妊娠呕吐多于清晨发生。②呕吐物特点：咖啡样呕吐物提示上消化道出血；呕吐物有粪臭味提示低位小肠梗阻；呕吐物有酸臭味提示幽门梗阻等。③伴随症状：如颅内高压性呕吐伴剧烈头痛；梅尼埃病发作时伴眩晕；急性胃肠炎伴腹泻等。

2. 体检 重点应注意腹部和神经系统体征：①腹部体征：有无肠型蠕动波，压痛、反跳痛、振水音，有无肠鸣音增强或减弱。②神经系统体征：意识状态、瞳孔形态及大小，有无眼球震颤、脑膜刺激征、病理反射。

3. 辅助检查 血、尿、大便常规及血生化，必要时做 X 线、B 超检查。

三、恶心与呕吐的鉴别及处置

1. 消化系统疾病所致呕吐的鉴别诊断和处置 见图 1-11。

此外，急性胆囊炎、胆石症、急性阑尾炎、肠梗阻、急性胰腺炎、急性腹膜炎、胃癌等均可有恶心与呕吐症状，可参阅腹痛章节。

2. 中枢神经系统疾病所致呕吐的鉴别诊断和处置 见图 1-12。

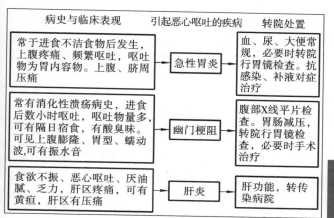

图 1-11　消化系统疾病所致呕吐的鉴别诊断和处置

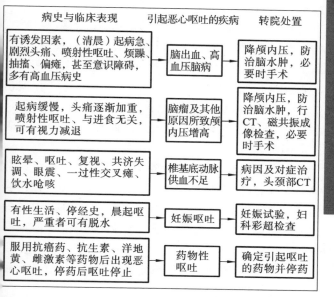

图 1-12　中枢神经系统疾病所致呕吐的鉴别诊断和处置

此外,脑炎、脑膜炎等也可引起中枢性呕吐,鉴别时应予注意。

3. 其他　注意其他疾病所致呕吐的鉴别诊断。

第九节　便　　血

便血是指消化道出血,血液由肛门排出。出血的部位可能来自上消化道,也可能来自下消化道。便血颜色可呈鲜红、暗红或黑色,少量出血不至于引起粪便颜色改变,经隐血试验才能确定,称为隐血。

一、便血的病因

1. 下消化道疾病　①小肠疾病:肠结核、肠伤寒、肠套叠、小肠肿瘤等。②结肠疾病:急性细菌性痢疾、阿米巴痢疾、溃疡性结肠炎、结肠癌、结肠息肉等。③直肠与肛管疾病:直肠癌、痔、肛裂、直肠肛管损伤等。④血管病变:血管瘤、缺血性肠炎等。

2. 上消化道疾病　视出血量和速度的不同,可表现为便血或黑便。

①食管疾病:反流性食管炎、食管癌、食管贲门黏膜撕裂综合征、食管损伤等。②胃及十二指肠疾病:消化性溃疡、急性糜烂出血性胃炎、胃癌等。③门静脉高压引起的食管胃底静脉曲张破裂出血或门静脉高压性胃病出血。

3. 上消化道邻近器官或组织疾病　胆石症、胆囊癌、胆管癌、胰腺癌、胰腺脓肿破溃等。

4. 全身性疾病　①血液病:白血病、血小板减少性紫癜等。②急性传染病:流行性出血热等。③结缔组织病：系统性红斑狼疮、皮肌炎等。④其他：尿毒症等。

二、便血的诊断

1. 病史

（1）必须除外食用动物血、肝脏后出现的黑便；口、鼻、咽、支气管、肺出血咽下后出现的黑便及服用某些药物（铁剂、铋剂、炭粉、中草药等）引起的黑便。

（2）判断出血部位：上消化道出血者大便呈柏油样、下消化道出血者大便呈鲜红或暗红色；如下胃管抽取胃液无血液而含胆汁，基本可定为下消化道出血。出血部位越低，与粪便混合程度越差。小肠与升结肠出血与粪便混合均匀、呈暗红色；降结肠、乙状结肠、直肠出血呈鲜红色，并附着在粪便表面；肛门病变出血，常为便后滴出或喷射出鲜血。

（3）应细致观察血性粪便的颜色、性状及气味：如阿米巴痢疾病人的粪便多为暗红色果酱样脓血便；急性细菌性痢疾病人多有黏液脓性鲜血便。

（4）注意询问便血的伴随症状：如伴腹痛、里急后重多提示结、直肠炎症；伴腹部包块或肠梗阻症状多为肿瘤或息肉；伴全身出血倾向应考虑急性传染病或血液病。

（5）注意询问便血的病因和诱因：有无胃、十二指肠、肝胆、胰腺、小肠、结肠、直肠与肛管病史；有无饮食不洁，进食生冷、辛辣、刺激性食物史；服药史。

2. 体检
注意观察生命体征、贫血表现、皮肤黏膜有无出血及黄染、有无肝掌及蜘蛛痣、浅表淋巴结有无肿大；腹部体检应作为重点，观察腹部有无膨隆、腹壁静脉有无曲张，有无肌紧张、压痛、反跳痛、包块、肝脾肿大,有无腹水征,肠鸣音有无亢进及减弱。直肠指诊对于肛管、直肠下段肿物(癌、息肉等)的诊断有重要价值。

3. 辅助检查 ①血常规、血小板、出凝血时间、凝血酶原时间。②大便隐血试验,粪便中查找病原菌。③肝、肾功能检查。

三、便血的鉴别诊断和处置

便血的鉴别诊断和处置见图 1-13。

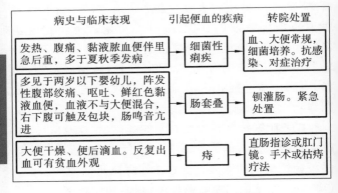

图 1-13 便血的鉴别诊断和处置

第十节 黄 疸

黄疸既是症状也是体征,指血液中胆红素浓度升高,使皮肤、巩膜等组织黄染,黄疸加深时,尿液、痰液、泪液及汗液也被黄染,大便呈白陶土样改变的现象。

一、黄疸的病因

1. 溶血性黄疸　常见病因：①先天性溶血性贫血；②后天获得性溶血性贫血。

2. 肝细胞性黄疸　常见病因如病毒性肝炎、中毒性肝炎、肝癌、肝硬化等。

3. 胆汁淤积性黄疸　也称阻塞性黄疸。常见于毛细胆管型病毒性肝炎、药物（如氯丙嗪、甲睾酮等）性胆汁淤积、原发性胆汁性肝硬化、肝内泥沙样结石、癌栓，肝内胆管或胆总管狭窄、结石、炎症、水肿、蛔虫、肿瘤等。

二、黄疸的诊断及鉴别诊断

首先应除外假性黄疸，皮肤发黄，以手掌、脚掌处最明显，而巩膜黄染不明显。

应详细询问可引起溶血性黄疸、肝细胞性黄疸及胆汁淤积性黄疸的有关疾病的病史，包括起病情况、黄疸的特点、病程、既往史（如损害肝功能药物的使用史、长期烈性酒酗酒史、病毒性肝炎史或与肝炎病人的密切接触史、反复的胆绞痛史、贫血史、输血史、家族史等），以及伴随症状，如是否伴有寒战、发热、腹痛、纳差、消瘦、腹水、肝脾肿大、胆囊肿大等。

三种类型黄疸的临床表现见表 1-1。

表 1-1　三种类型的黄疸的临床表现

黄疸类型	症状	体征
溶血性黄疸		黄疸轻,浅柠檬黄色
急性溶血	寒战、高热、周身疼痛、血红蛋白尿,严重者出现休克、急性肾功能衰竭	
慢性溶血	轻度间歇黄疸、常伴贫血	常有脾肿大
肝细胞性黄疸		黄疸浅黄至深黄色
急性肝炎	急性出现乏力、食欲减退、厌油、肝区疼痛	肝肿大、压痛
肝硬化	长期乏力、消瘦、严重者可出现肝性脑病	慢性病容、蜘蛛痣、腹壁静脉曲张、脾肿大、腹水
阻塞性黄疸	皮肤瘙痒、心动过缓、尿色深、陶土便	
急性胆囊炎、胆石症	右上腹痛、黄疸来去迅速	黄疸色深,呈暗黄、黄绿甚至棕褐色、胆囊明显压痛
胰头癌、胆总管癌	黄疸进行性加重	

三、黄疸的处理

立即转院治疗。

第十一节　水　　肿

人体组织间隙有过多的液体积聚,使组织肿胀称为水肿。

一、水肿的病因与分类

1. 全身性水肿　①心源性水肿:常见原因是右心功能不全。②肾源性水肿:常见原因是各型肾炎和肾病如急性肾小球肾炎、肾病综合征、慢性肾炎等。③肝源性水肿:常见原因是肝硬化失代偿期,主要表现为腹水。④内分泌代谢性疾病所致水肿:如甲状腺功能减退、原发性醛固酮增多症、库欣综合征、糖尿病等。⑤其他:如营养不良性水肿、药物性水肿、妊娠性水肿、结缔组织病所致水肿等。

2. 局部性水肿　①可见于局部炎症,如蜂窝织炎等。②局部静脉回流受阻,如肢体静脉血栓形成、血栓性静脉炎及上腔或下腔静脉阻塞综合征等。

二、水肿的判断

1. 病史　①详细询问原发疾病,如心、肝、肾脏疾病,内分泌疾病及营养障碍性疾病等,询问服药史,女性病人应询问月经与水肿的关系等;还应注意病人有无局部血管及淋巴管病变如血栓性静脉炎、丝虫病等。②水肿发生的快慢。③水肿开始的部位。④水肿的伴随症状等。

2. 体检　应注意水肿的部位、程度、软硬度、移动性,是否有凹陷性,有无胸水、腹水及心包积液,局部组织有无发红、灼热、压痛、静脉曲张等。此外,动态观察血压、体重,重点检查心脏、肺、肝、肾等重要脏器,以确定水肿的病因。

三、水肿的鉴别诊断及处置

1. 全身性水肿的鉴别诊断 见图 1-14。

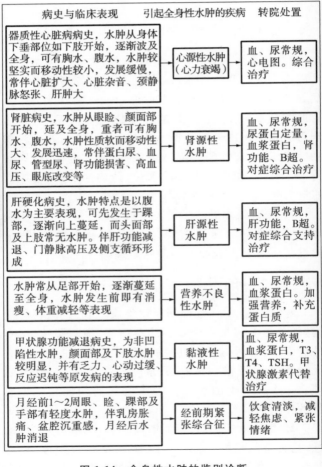

病史与临床表现	引起全身性水肿的疾病	转院处置
器质性心脏病病史,水肿从身体下垂部位如下肢开始,逐渐波及全身,可有胸水、腹水,水肿较坚实而移动性较小,发展缓慢,常伴心脏扩大、心脏杂音、颈静脉怒张、肝肿大	心源性水肿(心力衰竭)	血、尿常规,心电图。综合治疗
肾脏病史,水肿从眼睑、颜面部开始,延及全身,重者可有胸水、腹水,水肿性软而移动性大,发展迅速,常伴蛋白尿、血尿、管型尿、肾功能损害、高血压、眼底改变等	肾源性水肿	血、尿常规,尿蛋白定量,血浆蛋白,肾功能,B超。对症综合治疗
肝硬化病史,水肿特点是以腹水为主要表现,可先发生于踝部,逐渐向上蔓延,而头面部及上肢常无水肿。伴肝功能减退、门静脉高压及侧支循环形成	肝源性水肿	血、尿常规,肝功能,B超。对症综合支持治疗
水肿常从足部开始,逐渐蔓延至全身,水肿发生前即有消瘦、体重减轻等表现	营养不良性水肿	血、尿常规,血浆蛋白。加强营养,补充蛋白质
甲状腺功能减退病史,为非凹陷性水肿,颜面部及下肢水肿较明显,并有乏力、心动过缓、反应迟钝等原发病的表现	黏液性水肿	血、尿常规,血浆蛋白,T3、T4、TSH。甲状腺激素代替治疗
月经前1~2周眼、睑、踝部及手部有轻度水肿,伴乳房胀痛、盆腔沉重感,月经后水肿消退	经前期紧张综合征	饮食清淡,减轻焦虑、紧张情绪

图 1-14 全身性水肿的鉴别诊断

2. 局部性水肿的鉴别诊断　见图 1-15。

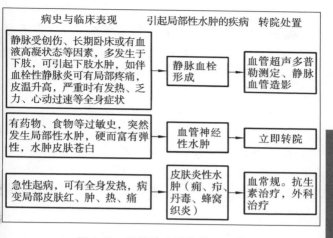

病史与临床表现　　引起局部性水肿的疾病　转院处置

静脉受创伤、长期卧床或有血液高凝状态等因素，多发生于下肢，可引起下肢水肿，如伴血栓性静脉炎可有局部疼痛，皮温升高，严重时有发热、乏力、心动过速等全身症状 → 静脉血栓形成 → 血管超声多普勒测定、静脉血管造影

有药物、食物等过敏史，突然发生局部性水肿，硬而富有弹性，水肿皮肤苍白 → 血管神经性水肿 → 立即转院

急性起病，可有全身发热，病变局部皮肤红、肿、热、痛 → 皮肤炎性水肿（痈、疖、丹毒、蜂窝织炎） → 血常规。抗生素治疗，外科治疗

图 1-15　局部性水肿的鉴别诊断

第十二节　血　　尿

正常人尿液中无红细胞或偶见个别红细胞，如新鲜尿液离心后沉渣镜检，每高倍视野红细胞＞3 个，或 12 h 尿红细胞计数＞5×10^6，即为血尿。血尿轻者，尿色正常，仅在光镜下见红细胞增多，称为镜下血尿；重者，尿呈血色或洗肉水色，称为肉眼血尿。

一、血尿的病因

引起血尿的原因很多，绝大部分（98％）由泌尿系统本身的疾病引起，仅 2％由全身或泌尿系统邻近器官病变所致。

1. 泌尿系统疾病　①泌尿系统结石。②泌尿系统感染：如肾盂肾炎、膀胱炎、肾及膀胱结核等。③肾小球肾炎。④泌尿系统肿瘤。⑤泌尿系统损伤：如外伤、手术、器械检查等。⑥泌尿系统畸形，如多囊肾等。⑦肾血管病变：如肾动脉硬化等。

2. 全身性疾病 ①血液病；②感染性疾病；③风湿性疾病；④心血管疾病。

3. 尿路邻近器官疾病 如前列腺炎、急性阑尾炎、盆腔炎、附件炎、直肠癌等。

4. 药物和化学因素 如磺胺类药物、抗凝剂、甘露醇、环磷酰胺、汞剂等的毒副作用。

5. 功能性血尿 如健康人运动后血尿，休息后可自行消失。

二、血尿的诊断

首先应注意排除假性血尿（阴道、直肠出血污染尿液，卟啉尿，某些药物、染料、试剂或食物所致的红色尿），血尿还需与血红蛋白尿鉴别。

1. 病史 应详细询问：①是否为全程血尿，以初步判断血尿产生部位，有无血块，如有常提示非肾小球性血尿。②是否伴随肾绞痛及排尿痛，有无尿流突然中断或排尿困难，是否伴随发热、肾区疼痛、膀胱刺激征、水肿、高血压、肾肿块、皮肤黏膜出血、关节疼痛、外伤等症状与体征。③服用药物、食物的情况。④家族史：家族中有无血尿、耳聋及肾病史。

2. 体检 重点检查泌尿系统器官，肾脏有无肿大，上、中输尿管点有无压痛，肾区有无叩痛等，还应注意病人性别、年龄，并对全身状况及尿路邻近器官进行全面细致的检查。

三、血尿的鉴别诊断和处置

急性血尿的诊断和处置见图 1-16。

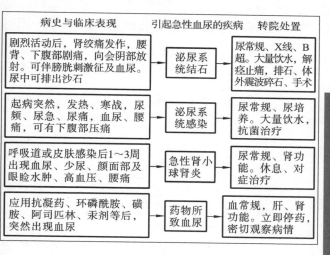

图 1-16　急性血尿的诊断和处置

第二章 乡村社区常见意外及创伤急救常识

第一节 概 述

一、什么是急症现场急救?

急症是指突然发生的急性疾病或意外伤害。现场急救就是指发生急症后,在尚未进入医院之前,由本人或目击者进行自我救护或现场互救,以维持当事人基本生命体征和减轻痛苦的活动及行为总称。现场急救的第一个救护者应是伤(病)者自己或第一目击者。

现场救护因发生在进入医院之前,因此又称为院前或院外救护。一般应包括现场急救和途中急救,即包括现场呼救、现场急救、途中转运和监护等环节。

二、急症现场急救原则

(1)立即脱离险区、紧急呼救(请拨打 120)(图 2-1)。

(2)先抢救后诊治(如先急救后转运,先复苏后固定,先止血后包扎,先救重伤者后救轻伤者等)。

(3)争分夺秒,就地取材(如固定夹板等抢救用具)。

（4）保留离断肢体或器官。

（5）加强转运途中监护并详细记录。

（6）注意消毒隔离。

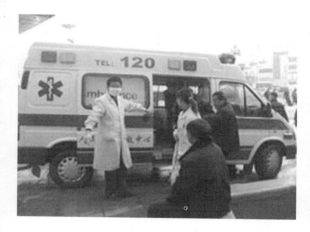

图 2-1　120 急救

三、急症现场急救基本程序

1. 对伤（病）情快速评估　在受伤或发病时，首先伤（病）者自己或目击者对伤情或病情应快速进行初步评估。

2. 对伤（病）情做出初步判断　经快速对伤（病）情评估后，应立即做出初步判断，决定急救措施与发出紧急呼救。

3. 实施现场救护措施　急救现场见图 2-2。

（1）协助伤（病）者采取合理体位：

①对意识丧失者，应将其头偏向一侧，防止舌根后坠或呕吐物等阻塞呼吸道引起窒息。

②对需要行心肺复苏者，应在其身体下垫硬木板

或就地平卧;开放气道,应取去枕平卧位,头向后仰,上提下颌,以利于人工呼吸。

③对一般重病人,可根据病情采取舒适体位,如屈膝侧卧位、平卧位、半卧位等。

④注意保暖。

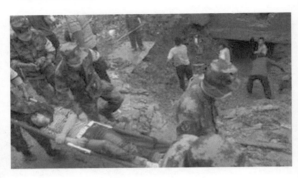

图 2-2　急救现场

(2)维持呼吸系统功能:

①要特别注意保持伤(病)者呼吸道通畅。窒息者要立即清除口中、咽喉和气管内的异物及痰液等。

②昏迷者要防止舌后坠,用舌钳或筷子将舌牵出固定。

③对呼吸停止者,要立即进行人工呼吸。

(3)维持循环系统功能:对心搏骤停者,应立即行胸外心脏按压。

(4)外伤处理:对于各种外伤,应针对性地采取包扎、止血、固定等措施。

(5)心理关爱:由于突然遭遇意外伤害或急症,伤(病)者往往缺乏心理准备而出现紧张、恐惧、焦虑、忧郁等极不稳定的心理反应,此时特别需要亲朋好友和救护者的支持、同情与关爱。而救护者的镇定、紧张有序的救护行为本身就会令伤(病)者产生一种心理慰藉和信任,给予其极大的安慰。

(6)安全转运:协助"120"工作人员安全地将伤(病)者转送至医院急诊科。

四、急症现场急救的主要内容

现场急救的主要内容包括基础生命支持(basic life support,BLS)和对伤口的紧急处理。

1. 基础生命支持(BLS) BLS是指当伤(病)者突然发生心搏、呼吸骤停时,必须立即进行简易的人工通气和心脏按压,即对伤(病)者实施心肺复苏。BLS实施方法详见下节"现场急救技术的应用"。

2. 伤口的紧急处理

1)止血

(1)用干净的较厚的纱布覆盖在伤口,用手直接在敷料上加压,不要用纸和纸巾。

(2)让伤(病)者坐下或躺下,抬高受伤部位,并设法承托。

(3)如血液浸透伤口的敷料,再加敷料其上,而后用止血带绑扎,注意不要用力除去最初覆盖伤口的敷料(图2-3)。

领带、围巾、皮带、撕成条带的棉布衣、被单(5 cm)等均可作为止血带。

2)包扎 包扎的作用在于保护创面、压迫止血、骨折固定。

3)固定 对于骨折、关节严重损伤、肢体挤压和大面积软组织损伤的伤(病)者,应采取现场临时固定的方法。

摔倒或受其他外伤以后,四肢的某个着力部位疼

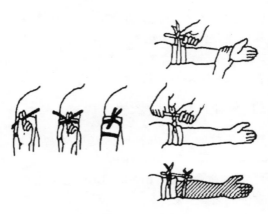

图 2-3　止血

痛剧烈、发生畸形或活动受限，就要想到可能是发生了骨折。四肢骨折均应进行固定；脊椎损伤和骨盆骨折在急救中应相对固定（最好不动伤（病）者，等待专业人员到达）。

四肢骨折急救法：

（1）固定时可以用木板附在患肢一侧，垫些棉花或毛巾等松软物品，再用带子绑好，松紧要适度。

（2）木板要长出骨折部位上下两个关节，要彻底固定。如果一时没有木板可用树枝、雨伞、扫把、报纸卷等代替。

（3）皮肤有破口的开放性骨折，由于出血严重，可用干净棉布压迫，在棉布外面再用夹板。

五、急症现场急救服务体系

村医室、社区卫生服务站、卫生院、医院统称急症现场急救服务体系。急症现场急救服务体系流程见图 2-4。

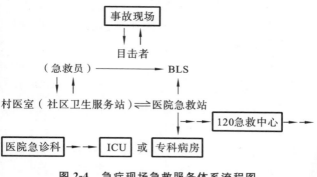

图 2-4　急症现场急救服务体系流程图

第二节　现场急救技术的应用

现场急救技术中非常重要的就是基础生命支持。此节仅讲述基础生命支持。

一、概念

基础生命支持(BLS)是指在不使用特殊器材和药物的条件下,从外部支持已停止的心搏、呼吸,使伤(病)者重建呼吸和血液循环的一系列徒手操作过程。它是心肺脑复苏最基本、最重要的阶段,亦称为基础复苏。

二、适应证

任何原因引起的心搏骤停。

三、准备

开始 BLS—CAB 前迅速做到 3 步。

（1）判断伤（病）者意识，心搏（触摸颈动脉搏动，颈动脉在喉结旁 2～3 cm，触摸单侧、力度适中、时间 ＜5 s）、呼吸骤停（无呼气声、感觉有无气流，3～5 s 完成）情况。

（2）紧急呼唤救助，请周围的人拨打"120"医疗急救电话，第一目击者必须留在伤（病）者身边，开始徒手心肺复苏 CAB 救助动作。

（3）安置复苏体位。呼救后，迅速将伤（病）者摆放成仰卧位：直接放在地面或硬床板上；翻身时整体转动、保护颈部；身体平直无扭曲。

四、方法

1. 重建循环 重建循环（circulation support）简称 C，即徒手胸外心脏按压。

（1）按压要领：伤（病）者仰卧于硬板床或地面上，双臂放在身体两侧。

（2）按压部位：胸骨中下 1/3 处，胸骨下切迹上方两横指处掌根紧贴其上方（图 2-5）。

（3）按压手法：一只手掌根重叠于另一只手背上，双臂绷直与地面垂直向下按压（图 2-6）。

（4）要求：胸骨下陷至少 5 cm，频率至少为 100 次/分。

按压：吹气 ＝ 30 : 2；按压时间 : 放松时间 ＝ 1 : 1；按压深度：成人为 4～5 cm，儿童为 3～4 cm。

心肺复苏期间，心脏按压中断时间不得超过 5 s。

（5）按压效果确切指标：①可触及大动脉搏动。每按压 1 次可触及颈动脉 1 次搏动，说明按压有效；若中止按压后搏动消失，显示要继续按压；若停止按压

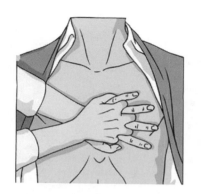

图 2-5　胸外心脏按压部位在胸骨中下 1/3 处

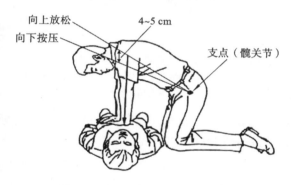

图 2-6　胸外心脏按压的正确姿势

后脉搏仍然存在,说明心搏已恢复。②面色(口唇)由青紫转为红润,说明按压有效,若变为灰白,则说明按压无效。③瞳孔由大变小,恢复正常大小与对光反射说明按压有效。④出现呻吟等知觉反射。⑤出现自主呼吸。

2. 开放气道　开放气道(airway exoteric)简称A,是指保持气道畅通,是心肺复苏成功与否的关键。

开放气道方法:取去枕平卧位,头向后仰,上提下颌,抬起舌根,解除后坠,以利于人工呼吸(图 2-7)。

开放气道口诀:松衣领(带)、口张开、清异物、头后仰、颌上提。

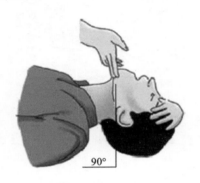

图 2-7 开放气道

注:一只手置于伤(病)者前额使其头部后仰,另一只手食指与中指置于伤(病)者下颌骨近下颏或下颌角处,抬起下颌,以开放气道。

3. 重建呼吸 重建呼吸(breathing support)简称 B,是指进行口对口(鼻)通气。

(1)口对口通气(人工呼吸法):救护者用拇指和食指捏住伤(病)者鼻孔,口唇紧贴其口外缘尽量封闭,深吸气后,向其口腔吹气 2 次,每次 1.5 s。继而以 8~12 次/分的频率继续人工通气,直至获得其他辅助通气装置或伤(病)者恢复自主呼吸为止(图 2-8)。

动作要领:吹气时不能漏气,捏紧两侧鼻翼,堵住鼻孔;救护者的嘴巴尽量张大,包住伤(病)者的嘴吹气;连吹两口气,但每次吹气之间要松开伤(病)者鼻翼,离开伤(病)者嘴唇,让伤(病)者出气;每次吹气量为 600~800 mL;伤(病)者胸部被吹抬起为适度、有效;深吸一口气,然后用力而缓慢地吹气;要控制流速缓缓地吹气,每次吹气气流持续 2 s。

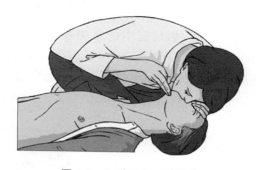

图 2-8　口对口人工呼吸法

(2)口对鼻通气:对有严重口部损伤或牙关紧闭者,可采用口鼻通气法。救护者一只手前提伤(病)者下颌,使上、下唇合拢,然后进行口对鼻通气。伤(病)者头后仰,口腔关闭,以利于口对鼻通气。

第三节　常见急症急救

一、急性腰扭伤

急性腰扭伤俗称"闪腰",是常见的一种腰部软组织(包括肌肉、筋膜、韧带等)损伤。

受伤后立即出现腰背部剧痛,严重者甚至倒地不能翻身;疼痛表现为持续性,活动时加重;深吸气、咳嗽、腹肌用力等动作均可使疼痛加剧;伤后次日疼痛更重。

首先,需要适当的休息。严重的伤(病)者必须卧硬板床,腰下可垫薄枕,在症状缓解后不引起疼痛加重的情况下,可下床活动。轻症伤(病)者也要尽可能地卧硬板床休息,不能提举重物和坐沙发或矮凳等。总之,尽量避免一切可能引起疼痛加重的动作。其次,在扭伤当时,可以采用冷敷。在家里,可将冰箱里的冰块装在塑料袋里,用毛巾裹好,敷在疼痛的部位。伤后 24~48 h 适宜冷敷,3~4 天可进行热敷等理疗(图 2-9)。

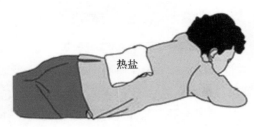

图 2-9　热敷

二、落枕

落枕的主要原因为睡眠姿势不良,头颈长时间处于过度偏转状态或枕过高、过低,使头颈处于过伸或过屈状态,引起颈部一侧肌肉紧张、肌筋强硬、导致局部血液循环障碍;也可因感染风寒,使颈项部充血,局部血液循环障碍,经络痹阻所致。

落枕的表现特点是起病突然,晨起即发作,感颈部疼痛,范围多集中在颈的一侧局部,头颈僵直状,并向健侧偏斜,活动受限制而呈"斜颈"状,一旦转向健侧,则疼痛加剧,检查时局部有压痛,但无红肿。

治疗落枕的方法:①局部热敷,用热毛巾敷患处,一天多敷几次,效果较好。②按摩、推拿局部痛点,同时配合慢慢活动。③贴伤湿止痛膏,必要时针灸,效果都比较好。

落枕一般不需要特殊治疗,数日后局部疼痛会自行消失。若局部喷涂散瘀活血的药物,如活络油、正红花油后,进行适当推拿、按摩,可加快症状消失,早日痊愈。

三、晕厥

晕厥是由于大脑一时性、广泛性供血不足,引起大脑皮质高度抑制而突然出现的短暂性意识丧失。一般在 1 min 内可自行恢复。

引起晕厥的原因多种多样,创伤、出血、疲劳、饥饿、高温、空气污染、心脑血管疾病以及多种情感因素,如惊吓、恐怖、激情等都有可能导致晕厥。

晕厥的主要表现为先感到头晕、眼花、软弱无力、眼前冒金星、面色苍白、额前冷汗,随后昏倒失去知觉。

对晕厥者应立即解开衣领,取平卧位或头低足高位,以增加脑血管血液灌注量;按压或针刺人中、百会等穴,并注意环境空气流通与保暖;对无器质性疾病引起的晕厥者,意识恢复后可给予热糖水,充分休息后让其慢慢坐起。若意识丧失时间较长,则应尽早呼救或送医院急诊科诊治。

四、损伤

1. 概念 损伤(injuries)是指外环境各类致伤因素对人体组织、器官造成的解剖结构破坏和生理功能紊乱。通常分为机械性损伤、物理性损伤、化学性损伤和生物性损伤等。

2. 现场救护

（1）采集受伤史：现场救护者应迅速了解发生了何种意外及受伤的特点，特别要注意重大的伤害，如刺伤、砍伤、交通事故伤、坠落伤、枪弹伤等。

（2）伤情评估与紧急呼救：初步了解受伤史后，要迅速做出伤情评估，要能确定是否存在危及生命的紧迫问题，若发现存在危及伤（病）者生命的紧迫问题，就应及时、迅速打"120"呼救。

（3）抢救生命：现场必须优先抢救心搏骤停、窒息、大出血、开放性气胸等特别危急的伤（病）者。对心搏骤停和窒息者，应立即实施 BLS；用压迫法控制伤口大出血；紧急处理开放性气胸的呼吸紊乱以快速封闭开放性伤口和行气胸穿刺减压。

（4）出血的急救处理：使用局部压迫止血法止血。当发生出血后，首先用身边伸手能够拿到的东西如手帕、纱布、毛巾等直接敷在伤口上用力压住，等稍微稳定后，再用绷带裹紧，把伤处放于比心脏高的位置（图2-10）。

手臂出血时，用止血带止血（图2-11）。在紧急情况下，可用身边的东西代替止血带。比如，可以把领带、皮带、围巾等解开来，作为止血带用。用宽 5 cm 的带子比较合适。

扎止血带时，应扎在伤口的近心端。例如，膝关节下出血，应尽快地扎在大腿上容易绑止血带的地方，它也可以扎在距伤口最近的部位。

扎止血带时应注意一定要压迫住动脉。最好在结扣中插上木棒，旋转而进一步固定。

（5）包扎伤口：颅脑、胸部、腹部等处的伤口，要用干净布料进行包扎；肢体出血可应用加压包扎止血法。

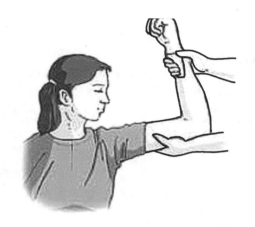

图 2-10 抬高伤处

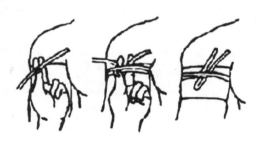

图 2-11 橡皮管止血带止血法

（6）有效固定：肢体骨折或脱位，可用夹板、代用品或健肢以中心位固定。及时、妥善、有效的固定能减轻疼痛，避免加重创伤和出血，并利于转送。

（7）安全转送：伤（病）者经现场初步处理后，应争取时间将其安全、平稳地转送到已联系好的医院急诊科或配合"120"救护车迅速转送。

五、中暑

1. 中暑的定义 中暑（heat illness）是指人体处于高温环境中，因机体热平衡功能紊乱而突然发生高热、皮肤干燥、无汗及意识丧失或惊厥等为表现特征的一种急性病。临床上根据症状轻重，将中暑分为中暑先兆、轻度中暑和重度中暑三种类型。

2. 中暑的原因 高温环境是引起中暑的主要原因。在烈日的暴晒下或高温、高湿的环境中长时间从事繁重的体力劳动或剧烈运动，且无有效的防暑降温措施时，常易发生中暑。

3. 中暑后的表现

（1）中暑先兆：又可称为先兆中暑，在高温环境中工作或学习，表现出大量出汗、口渴、轻微头痛、头晕、心悸、胸闷、倦怠、烦躁、注意力不集中，体温轻度升高（<38 ℃），脉搏加快，还能勉强坚持工作、学习或及时脱离高温环境短时间休息后症状能很快消除者，称为中暑先兆。

（2）轻度中暑：除具有上述中暑先兆症状外，同时兼有以下情况之一而不能继续工作或学习者，可确定为轻度中暑。①面色潮红、皮肤灼热；②体温在38 ℃以上；③出现恶心、呕吐、多汗、面色苍白、四肢皮肤湿冷、脉搏细速、血压下降等早期周围循环衰竭的表现。轻度中暑如能及时进行有效的处理，一般3～4 h可以恢复正常。

（3）重度中暑：除具有轻度中暑症状外，同时伴有高热、痉挛、昏厥、昏迷者可诊断为重度中暑。

4. 中暑后的急救 中暑的现场急救原则是分秒必争。现场处理中暑先兆者和轻度中暑者，迅速安全转诊重度中暑者。

（1）中暑先兆者：迅速帮助病人脱离高温现场，安置在通风阴凉处休息，补充水和盐分，短时间内即可恢复。

（2）轻度中暑者：迅速脱离高温现场，安置在通风阴凉处，解开或脱去外衣，取平卧位或头低足高位。反复用冷水毛巾擦面部、四肢或全身行物理降温，直至体温降到 38 ℃以下；缓慢口服含盐冰水或清凉饮料，并可口服人丹、十滴水、藿香正气口服液（丸）等。

（3）重度中暑者：①维持呼吸道的通畅。②每隔10～15 min 给予一些不含咖啡因的清凉饮料，但有呕吐者勿给。③安置病人于阴凉处，除去衣物，用电风扇及冷气来降低环境温度。全身可用温凉的湿毛巾擦拭（以自来水润湿即可，切勿以酒精或冰水取代），或将病人放进凉水（非冷水）浴盆里，使其体温（肛温）能降到 39 ℃即可，勿使体温剧降。④立即送医院治疗。

六、电击

电击（electric shock）或触电或电损伤是指一定量的电流或电能量（静电）通过人体而造成组织损伤和器官功能障碍，甚至心搏、呼吸骤停而危及生命。

1. 病因

（1）违规用电：由于缺乏安全用电知识，违章进行用电操作，如带电操作、违规布线或在电线上挂晒衣服等。

（2）意外事故：电器漏电、徒手抢救触电者、灾害（火灾、水灾、暴风雨、地震等）性电线断裂或高压电源障碍、雷电等。

2. 现场抢救

（1）迅速脱离电源：根据触电现场的情况，采取最快、最好、最安全的办法，帮助触电者脱离电源。

①立即关闭电闸，切断电路。

②挑开电线：迅速用干燥木棒、竹竿等绝缘物，将触及触电者的电线挑开，并将挑开的电线妥善处理。

③切断电线：用绝缘钳子或干燥带木柄的刀、斧或锄头斩断电线，使电流中断，并妥善处理电线断端。

④拉开触电者：可用干燥木棒将触电者拨离触电处；或用干燥绝缘的绳索套在触电者身上，将其拉着远离电源。

（2）进行分秒必争的抢救：对于神志清醒，仅感心慌、乏力者，应安置其于安全、舒适处，密切观察其神志、脉搏、呼吸，并嘱休息数日。对于重症触电出现昏迷、呼吸和心搏骤停者，应立即进行心肺复苏，即进行BLS，并呼救"120"，尽快安全转运到医院救治。

七、淹溺

1. 迅速清除呼吸道异物　立即将伤（病）者平躺，头向后仰，清除口鼻内异物，如有活动义齿也应取出，有紧裹的内衣、乳罩、腰带等应解除。

2. 控水处理　这是指用头低足高的体位将肺内及胃内积水排出。最常用的简单方法：迅速抱起伤（病）者的腰部，使其背向上、头下垂，尽快倒出肺、气管和胃内积水（图 2-12）。

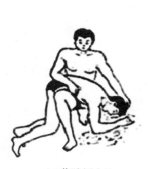
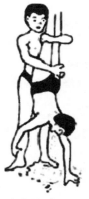

(a) 伏膝倒水法　　　**(b) 肩背倒立倒水法**

图 2-12　淹溺后倒水法

八、烧伤

1. 概述　　烧伤是指各种热源、光电、化学腐蚀剂及放射线所致的始于皮肤，由表及里、极为复杂的一种创伤。

2. 现场救护

（1）热力致伤：包括火焰、蒸汽、沸水、沸油、高温金属等致伤。处理措施如下。

①尽快脱去着火或沸液浸渍的衣服，特别是化纤衣服。②用水将身上的火浇灭或跳入附近浅水池或可沟内。③迅速卧倒后慢慢在地上滚动，压灭身上火焰。④用身边不易燃的材料，如大衣、棉被、毯子或泥沙等，迅速覆盖火焰灭火。⑤迅速离开密闭和通风不良的现场，以免发生吸入性损伤和窒息。⑥冷疗：将烧伤创面在自来水龙头下淋洗或浸入冷水中，或用冰水浸湿的毛巾、纱垫等敷于创面。

（2）化学致伤：通常是指强酸、强碱或磷所致的烧伤。处理措施如下。

①迅速脱去被化学物质浸渍的衣服。

②立即用大量清水冲洗，最好冲洗 20～30 min。

电烧伤的相关内容见上文电击部分所述。

烧伤健康教育重点是普及防火及灭火自救知识。

九、心搏骤停

心搏骤停（sudden cardiac arrest）是指因严重刺激，如急性心肌缺血、电击、急性中毒等，致使心脏有效收缩和泵血功能突然停止，而导致循环中断，引起全身组织、器官严重缺血、缺氧和代谢障碍，如不及时抢救可危及生命。

猝死（sudden death）是指平素被认为是健康的人或突然患病但病情稳定或病情正在改善中的病人，突然发生意料之外的心搏、呼吸停止，在 6 h 内死亡。

心搏骤停最可靠和出现较早的征象是意识突然丧失和大动脉（颈动脉、股动脉）搏动消失。

心搏骤停的现场抢救：主要是快速进行心肺复苏，即 BLS—CAB。详见本手册第二章第二节。

十、犬咬伤

（1）询问咬伤经过，并询问犬主，了解犬的健康情况和免疫接种史等。

（2）查看伤口部位，确定是撕裂伤还是穿透伤，皮肤、肌肉、神经和血管有无损伤等。

处理要点：

（1）对伤（病）者及其亲属的心理安慰与支持。

（2）严格、细致清洁伤口：对伤口应立即用肥皂水、清水、盐水和 3% 过氧化氢液（双氧水）反复擦洗，然后消毒，并覆盖大块、松软、吸收力强的敷料进行包扎。

（3）常规注射破伤风抗毒素 150 U。

（4）应及早接种狂犬病疫苗进行自动免疫。

（5）若已证实为狂犬所伤，则应接受抗狂犬病马血清或人狂犬病免疫球蛋白被动免疫。

十一、毒蛇咬伤

毒蛇咬伤的现场救护如下（图 2-13）：

1. 结扎　于伤口 5～10 cm 处肢体近心端用止血带或代用物进行结扎，尽量减少静脉和淋巴回流。结扎压力不可超过动脉压，时间不可超过 2 h。

2. 清创排毒　应争取在咬伤后 20 min 内，施行伤口切开清洗并抽取毒液。

（1）冲洗：用冷开水、食盐水，有条件的可用 3% 过氧化氢溶液（双氧水）或 1∶5000 高锰酸钾溶液冲洗伤口。

（2）排毒：伤口冲洗后在伤口周围用针尖刺扎，使毒液随着血液流出；也可用小刀以牙痕为中心作"＋"字或"艹"形切口，使毒液流出。

（3）吸毒液：立即用口吸吮伤口，随口吐出，手头有注射器时，可利用注射器负压反复抽吸，效果亦佳。

（4）湿敷：彻底排毒后，可用 1∶5000 呋喃西林溶液湿敷，以利于毒液继续排出。

3. 安全转运　身边若无解蛇毒药物，必须尽早转院。并注意在转运途中保持伤口与心脏部位持平，切不可抬高伤肢。

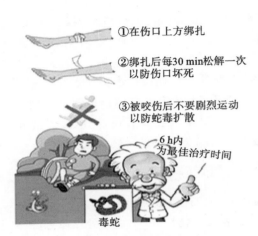

①在伤口上方绑扎

②绑扎后每30 min松解一次
以防伤口坏死

③被咬伤后不要剧烈运动
以防蛇毒扩散

6 h内
为最佳治疗时间

毒蛇

图 2-13　毒蛇咬伤后的现场救护

十二、毒虫咬(蜇)伤

毒虫咬(蜇)伤包括蜂(特别是野蜂)蜇伤,以及毒蝎蜇伤、蜈蚣刺伤和毒蜘蛛刺伤等,其毒素成分、伤口表现、全身症状及急救处理见表 2-1。

表 2-1　毒虫咬(蜇)伤的表现与急救

毒虫	毒素成分	伤口表现	全身症状	急救处理
野蜂	神经毒	红肿、疼痛	发热、乏力,呼吸困难	取出蜇刺,碱性液冲洗
毒蝎	神经毒、溶血毒	红肿、剧痛、水疱、坏死	寒战、发热、恶心、呕吐、抽搐或肌肉强直	碱性液冲洗,复方奎宁 0.3 mL 伤口周围皮下注射

毒虫	毒素成分	伤口表现	全身症状	急救处理
蜈蚣	同上	红肿、痒痛，重者坏死	畏寒、发热，头痛、头晕，恶心、呕吐，抽搐、昏迷	碱性液冲洗，敷蛇药
毒蜘蛛	神经毒	红肿、疼痛、水疱或血疱	恶心、呕吐、头痛、头晕、发热、腹肌痉挛等	弱碱性液冲洗。周围封闭，对症治疗

十三、急性中毒

什么叫中毒和急性中毒？某种物质经过吸收途径进入人体后，造成正常生理功能发生严重障碍者，称为中毒，这种能引起人体中毒的外来物质称为毒物。急性中毒是指一定量的毒物在短时间内突然进入人体，其特点是起病急骤、症状严重、变化迅速，不及时救治，可危及生命。

毒物主要经消化道、呼吸道、皮肤或黏膜、注射等途径被吸收。

急性中毒的现场处理如下。

（1）立即终止接触毒物：立即使病人脱离中毒现场，并清除呼吸道分泌物和异物，保持呼吸道畅通；立即除去污染衣物，可用清水冲洗体表，冲洗时间不得少于 30 min，避免用热水冲洗体表，要注意有的毒物与水能发生化学反应而加重对人体的损害，此时应先将毒物拭净，然后再用水冲洗；若为眼睛染毒，应立即用大量清水反复冲洗 15 min 以上。

（2）清除尚未吸收的毒物：清除胃肠道尚未吸收的毒物，常用催吐、洗胃、导泻法。进行越早、越彻底、越好。对于消化道中毒且神志清楚者，现场最好的急救方法是令其立即饮温水 300～500 mL，然后用手指或压舌板刺激咽后壁或舌根诱发呕吐，如此反复进行，直至胃内容物完全排出为止，这是最简便和最有效的催吐与洗胃法。

（3）安全转运：严重病人经现场处理后，仍然需要转院诊疗。

健康教育重在普及防毒知识；加强对生产和使用毒物部门的教育与管理；教育民众不食有毒或变质的食品。

1. 毒蕈中毒　食用毒蕈可导致中毒，常易致群体发病，严重者可致多脏器损害，甚至死亡。

（1）临床表现：①胃肠型：发病时表现为剧烈腹泻、腹痛等。②神经精神型：发病时临床表现除肠胃炎的症状外，尚有副交感神经兴奋症状，如多汗、流涎、流泪、脉搏缓慢、瞳孔缩小等，用阿托品类药物治疗效果甚佳，少数病情严重者可有谵妄、幻觉、呼吸抑制等表现，个别病例可死亡。③溶血型：发病时除肠胃炎症状外，还有溶血表现，可引起贫血、肝脾肿大等体征。此型中毒对中枢神经系统亦常有影响，可有头痛等症状，给予肾上腺皮质激素及输血等治疗多可康复，死亡率不高。④中毒性肝炎型：毒素可作用于肝脏，显著减少肝糖原而导致肝细胞迅速坏死。此型中毒病情凶险，如未进行积极治疗死亡率甚高。

（2）诊断：主要根据食用野蕈史及临床表现进行诊断。

（3）治疗：催吐、洗胃及导泻，行解毒治疗。目前常用的有二巯基丁二钠和二巯基丙磺酸钠。支持及对症治疗：应积极输液，纠正脱水、酸中毒及电解质紊乱。对有肝损害和（或）严重肾功能损害的病人，尽快转院。对于有副交感神经兴奋症状的，可予以阿托品皮下或静脉注射，直至出现轻度阿托品化，并应尽快转院。对于有溶血型毒蕈中毒及其他重症中毒的病例，建议转院治疗。有变态反应的，可应用抗过敏药物。有精神症状或有惊厥者，可予以镇静或抗惊厥治疗，并可试用脱水剂。昏迷病人应给予常用抗生素，防治感染。

2. 急性有机磷农药中毒　生产、生活中接触有机磷农药，经消化道、呼吸道甚至皮肤吸收有机磷农药均可导致中毒。

（1）临床表现：恶心、呕吐、腹痛、多汗、流泪、流涕、流涎、腹泻、尿频、大小便失禁、心跳减慢和瞳孔缩小、支气管痉挛和分泌物增加、咳嗽、气急，严重病人出现肺水肿（毒蕈碱样症状）；面、眼睑、舌、四肢和全身颤动，或伴有血压增高、心跳加快和心律失常（烟碱样症状）；还有病人会出现头晕、头痛、疲乏、共济失调、烦躁不安、谵妄、抽搐和昏迷等症状，有的发生呼吸和循环衰竭而死亡；有些病人在有机磷农药接触皮肤后可出现过敏性皮炎、水疱和脱皮等。污染眼部时出现结膜充血和瞳孔缩小。

（2）诊断：根据有机磷农药暴露史、症状及体征（特别是呼出气有大蒜味、瞳孔缩小、多汗、肺水肿、肌纤维颤动和昏迷）做出初步诊断。

（3）治疗：迅速清除毒物，撤离中毒现场，脱去污染衣物，清洗污染皮肤、毛发、指甲等，口服中毒者用清水、2%碳酸氢钠溶液（敌百虫忌用）或 1：5000 高锰酸钾溶液（对硫磷忌用）反复洗胃，必要时灌肠；对于肺水肿、呼吸肌麻痹、呼吸中枢衰竭病人，应当立即采取复苏措施，尽快转院。

第四节　灾难救护

一、常见灾难的特点

几种灾难伤者的伤情特点：①地震：主要造成骨折伤、挤压伤和烧伤。②交通事故：主要损伤头部和四肢，包括软组织挫伤、骨折伤和内脏伤。③水灾：主要造成淹溺、眼病、皮肤病、急性胃肠炎等。④火灾：主要造成烧伤、一氧化碳急性中毒、挤压伤、骨折等。⑤暴风、龙卷风：主要由压伤造成骨折、软组织挫伤、内脏伤等。

二、灾难的处理原则

（1）制订灾难处理应急预案；建立应急组织，制定应急方案及急救细则。

（2）灾难现场救护原则：①对伤情快速评估：用"视""听""感"判定呼吸、心跳是否停止，同时要细心观察头部、胸腹、脊柱、四肢有无损伤，有无大出血、骨折等。②做出现场伤者急救区标记：第Ⅰ急救区用红色，为伤情严重、危及生命者的区域；第Ⅱ急救区用黄色，为伤情较严重但尚无生命危险者的区域；第Ⅲ急救区用绿色，为伤情较轻、可行走者的区域；第Ⅳ区用黑色，为已死亡的伤者的区域。③实施现场救护：根据不同伤情,针对性进行急救处理,如呼吸、心跳停止用基础生命支持(BLS);进行止血、包扎、固定等。④安全转运。

三、几种常见灾难处理

1. 洪水如何抗灾　遇到洪水时最先采取的措施应是迅速登上牢固的高凸处避险,而后要与救援部门取得联系。同时注意收集各种漂浮物,木盆、木桶都不失为逃离险境的好工具。

(1)避难所一般应选择在距家最近、地势较高、交通较为方便处,并有给排水设施,卫生条件较好。

(2)将衣被等御寒物放至高处保存;将不便携带的贵重物品做防水捆扎后埋入地下或置放高处,票款、首饰等物品可缝在衣物中。

(3)扎制木排,并收集木盆、木块等漂浮材料加工为求生设备以备急需;洪水到来时难以找到适合的饮用水,所以在洪水来之前可用木盆、水桶等盛水工具贮备干净的饮用水。

(4)准备好医药、取火工具等物品;保存好各种尚能使用的通信设施,可与外界保持良好的通信、交通关系。

2. 如何避雷

1)家庭避雷方法

(1)雷雨天气应注意关闭门窗,以防侧击雷和球雷侵入。

(2)在雷雨交加时,最好把室内家用电器的电源切断,并拔掉电话插头。

(3)雷雨天气时,居民在家中最好不要接触煤气管道、自来水管道以及各种带电装置。

（4）不宜在雷电交加时用喷头冲凉，因为巨大的雷电会沿着水流袭击淋浴者。

2）户外避雷方法　雷电通常会击中户外最高的物体尖顶，所以孤立的高大树木或建筑物往往最易遭雷击，人们在雷电大作时，在户外应遵守以下规则，以确保安全。

（1）雷雨天气时不要停留在高楼平台上，在户外空旷处不宜进入孤立的棚屋、岗亭等。

（2）远离建筑物外露的水管、煤气管等金属物体及电力设备。

（3）不宜在大树下躲避雷雨，如万不得已，则须与树干保持 3 m 距离，下蹲并双腿靠拢。

（4）如果在雷电交加时，头、颈、手处有蚂蚁爬走感，头发竖起，说明将发生雷击，应赶紧趴在地上，这样可以减少遭雷击的危险，并丢掉身上佩戴的金属饰品包括金属发卡、项链等。

（5）如果在户外遭遇雷雨，来不及离开高大物体时，应马上找些干燥的绝缘物放在地上，并将双脚合拢坐在上面，切勿将脚放在绝缘物以外的地面上，因为水能导电。

（6）在户外躲避雷雨时，应注意不要用手撑地，同时双手抱膝，胸口紧贴膝盖，尽量低下头，因为头部较之身体其他部位更易遭到雷击。

（7）当在户外看见闪电几秒钟内就听见雷声时，说明正处于近雷暴的危险环境，此时应停止行走，双脚并拢立即下蹲，不要与人拉在一起，最好使用塑料雨具等。

（8）在雷雨天气中，不宜在旷野中打伞，或高举羽毛球拍、高尔夫球棍、锄头等；不宜进行户外球类运动,雷暴天气进行高尔夫球、足球等运动是非常危险的;不宜在水面和水边停留;不宜在河边洗衣服、钓鱼、游泳、玩耍。

（9）在雷雨天气中,不宜快骑自行车和在雨中狂奔等,因为身体的跨步越大,电压就越大,也越容易受到伤害。

（10）如果在户外看到高压线遭雷击断裂,此时应提高警惕,因为高压线断点附近存在跨步电压,身处附近的人此时千万不要跑动,而应双脚并拢,跳离现场。

3）有人遭雷击怎么办

（1）人体在遭受雷击后,往往会出现"假死"状态,此时应采取紧急措施进行抢救。首先是要进行口对口人工呼吸。

（2）其次应对伤者进行胸外按压,并迅速通知医院进行抢救处理。

（3）如果伤者遭受雷击后引起衣服着火,此时应马上让伤者躺下,以使火焰不致烧伤面部。并往伤者身上泼水,或者用厚外衣、毯子等把伤者裹住,以扑灭火焰。

3. 如何避震

1）地震来临如何避震

（1）如果学生正在上课时发生地震,要在教师指挥下抱头、闭眼,尽量蜷曲身体,迅速躲在各自的课桌下。

（2）在行驶的电（汽）车内避震时,应抓牢扶手,以免摔倒或碰伤;降低重心,躲在座位附近;地震过后再下车。

（3）在户外避震时,应就地选择开阔地蹲下或趴下,不要乱跑,避开人多的地方。

（4）在影剧院、体育馆等处避震时,应就地蹲下或趴在排椅下,用随身携带的物品挡在头上。

2）强震过后如何自救

（1）地震发生后,应积极进行求助,可将耳朵靠墙,听听是否有幸存者声音。

（2）伤者应尽量保持呼吸畅通,防窒息。

（3）一旦被埋压,要设法避开身体上方不结实的倒塌物,并设法用砖头、木棍等支撑残垣断壁,加固环境。

（4）地震是一瞬间发生的,任何人应先保护自己,再展开救助。先救易,后救难;先救近,后救远。

3）家庭避震方法

（1）抓紧时间紧急避险。如果感觉晃动很轻,说明震源比较远,只需躲在坚实的家具底下就可以。大地震从开始到震动过程结束,时间不过十几秒到几十秒,因此抓紧时间进行避震最为关键,不要耽误时间。

（2）选择合适避震空间。室内较安全的避震空间有承重墙墙根、墙角;有水管和暖气管道等处。屋内最不利避震的场所是没有支撑物的床上;吊顶、吊灯下;周围无支撑的地板上;玻璃（包括镜子）和大窗户旁。

（3）做好自我保护。首先要镇静,选择好躲避处后应蹲下或坐下,脸朝下,额头枕在两臂上;或抓住桌腿等身边牢固的物体,以免震时摔倒或因身体失控移位而受伤;保护头颈部,低头,用手护住头部或后颈;保护眼睛,低头、闭眼,以防异物伤害;保护口、鼻,若有可能,可用湿毛巾捂住口、鼻,以防灰土、毒气进入体内。

4）地震自救避免十大误区

（1）头部外伤（颅脑损伤）引起的耳漏鼻漏忌堵塞：地震很容易引起受灾人员颅脑损伤，导致耳、鼻出血，切忌仰起头或堵住出血口止住血流。

（2）胸部有锐利物刺入忌拔：地震中建筑物坍塌很容易导致锐利的器物刺入人体胸部，切忌将锐器拔出。正确的做法：可简单用布条（紧急情况时可用衣服等代替）轻轻束缚住锐器刺入部位，避免剧烈活动，等待或寻求救援。

（3）肠子外露不能回纳：肚皮是人体上很薄很脆弱的部位，在地震中很容易出现肚皮被刺破使肠脱出的情况，切忌用手托住脱出的肠往腹腔里回纳。

（4）近肢端动脉出血绑扎点忌就近：如果造成手臂部或小腿部近肢端（也就是靠近手、脚的踝部）动脉出血，在绑扎时，要注意不能在出血点就近部位包扎，应选择过膝、过肘的绑扎点进行绑扎。

（5）皮肤破损出血切忌用泥土糊。

（6）骨折后（被砸后）肢体切忌"轻举妄动"：倘若遇到被砸的情况，首先要避免被砸部位的活动，可找两个小木棍之类的东西夹住骨折部位，再用绳或布条缠紧，起到固定的作用，再等待救援。

（7）遇有害气体泄漏切忌顺风躲避：地震中各项设施损坏，有害气体泄漏的情况时有发生。此时逆风而上是最正确的躲避方法。

（8）自救时呼救忌盲目大喊大叫：地震时如果被困无法逃脱，不可大喊大叫，可充分利用一些手边的金属物进行敲击，或通过亮片物（如玻璃、镜子等），通过反射光引起救援人员注意，从而达到自救的目的。

（9）长时间掩埋后获救忌"鼻饲位"：地震中被长

时间掩埋的伤者获救时,切忌将颈椎突然后仰过深(这种后仰动作急救医学上称为"鼻颌位"),因其容易导致颈髓横断,造成脊髓休克,危及生命。正确的做法是用手扶住颈部,慢慢仰头,慢慢换气。

(10)被困时呼吸忌快而浅:自救宜采取慢而缓的呼吸方式,避免呼吸快而深。

第一节　常见疾病的康复保健

一、颈痛

（一）典型症状

典型症状见图 3-1。

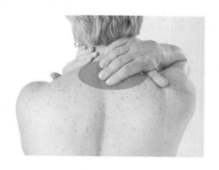

图 3-1　颈肩部疼痛

（二）伴随症状

伴随症状见图 3-2。

（三）日常护理

1. 饮食

（1）宜进高营养、清淡、易消化食物。忌油腻厚味的食物。

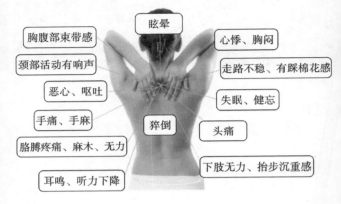

图 3-2　伴随症状

（2）体寒者，宜进温热性的食物，忌生冷。

（3）多食核桃、山萸肉、黑芝麻等补肾之物，忌食竹笋、牛肉、韭菜。

2. 生活

（1）颈痛可防可治，不必恐惧。

（2）改正不良姿势（图 3-3），睡觉时不可趴着睡，仰睡或侧睡均可，枕头高度以一拳头高为宜，不可过硬。

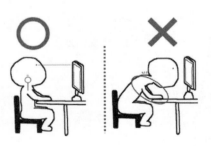

图 3-3　使用电脑时的坐姿

（3）在洗脸、刷牙、饮水、写字时，要避免颈部过伸过屈活动。

（4）在患病期间，应停止某些过度活动颈椎的活动，如擦高处玻璃、头颈负重物、紧急刹车等。保证良好的姿势。

（5）减少劳损，每低头或仰头 $1\sim2$ h，需要做颈部活动，以减轻肌肉的紧张度。

（6）在未诊断清楚的情况下不能做按摩和推拿，不要做有损健康的颈椎操，否则会加重病情。

（7）戒烟限酒。防风寒、潮湿，避免午夜、凌晨洗澡或受风寒袭击，注意颈部保暖。

（8）注意保持良好的心情，保证充足的睡眠，注意劳逸结合，避免劳累。

（9）注意锻炼，在情况允许的情况下可做头部的运动，包括前屈后伸、左右转、左右侧屈、绕旋等，重点是做头后伸和左右转。每天进行 $3\sim4$ 次，每次 15 min。动作要缓慢平稳，以不引起明显疼痛为度，如出现头晕、心慌应停止。此法有保健及辅助治疗的作用。

（四）康复训练

1. 颈椎牵伸训练　见图 3-4。

2. 颈椎活动度训练　见图 3-5。

3. 颈椎力量训练　见图 3-6。

二、腰背痛

（一）典型症状

典型症状见图 3-7。

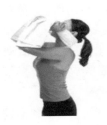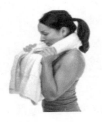

图 3-4 颈椎牵伸训练

注:每组 30 个,每天 6 组。具体训练强度因人而异,在自己能承受的最大范围内训练即可。

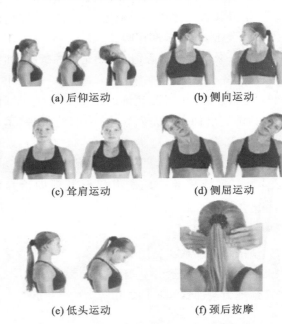

(a) 后仰运动

(b) 侧向运动

(c) 耸肩运动

(d) 侧屈运动

(e) 低头运动

(f) 颈后按摩

图 3-5 颈椎活动度训练

注:每组 30 个,每天 6 组。具体训练强度因人而异,在自己能承受的最大范围内训练即可。

乡村医生口袋书

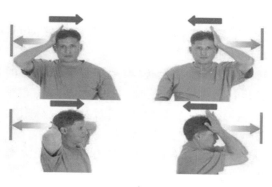

图 3-6　颈椎力量训练

注：每组 30 个，每天 6 组。具体训练强度因人而异，在自己能承受的最大范围内训练即可。

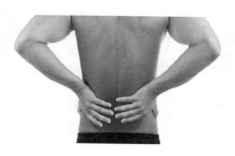

图 3-7　腰背部疼痛

（二）日常护理

1. 饮食

（1）饮食宜营养丰富，补肾、补钙壮骨为原则，忌食生冷、辛辣、滋腻之品。

（2）多吃一些含钙量高的食物，如牛奶、奶制品、虾皮、海带、芝麻酱等。

（3）可食牛羊骨髓，以充养精髓，忌烟酒，忌食竹笋、牛肉、韭菜、豆腐等食物。

2. 生活

(1) 注意休息,宜睡硬板床,保持良好的心情,保证充足的睡眠。

(2) 注意腰背部保暖,避免因受风寒湿冷的刺激而诱发腰背部疼痛。

(3) 护腰不可长期使用,通过功能锻炼来加强腰背肌力量,以免肌肉退化、萎缩。

(4) 腰部不可过度负重,取物时应避免大幅度的弯腰和旋转。

(5) 搬重物时,保持腰部平直;坐位时,保持腰椎前屈的生理曲度(图 3-8)。

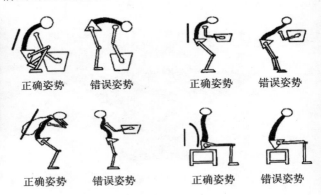

正确姿势　错误姿势　　正确姿势　错误姿势

正确姿势　错误姿势　　正确姿势　错误姿势

图 3-8　搬重物和坐位时的正确姿势

3. 疼痛时的应急处理措施

(1) 卧硬板床休息。

(2) 用护腰固定,限制腰部活动(图 3-9)。

(3) 遵医嘱可适当使用热敷、理疗、推拿、牵引等方法进行治疗。

(4) 遵医嘱服用镇痛药物缓解症状。

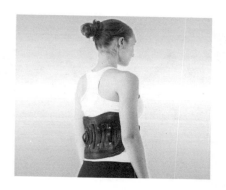

图 3-9　护腰

（三）康复训练

1. 桥式运动　仰卧，双腿屈曲，然后伸髋、抬臀，并保持 15 s 后慢慢放下，共做 10 组（图 3-10）。

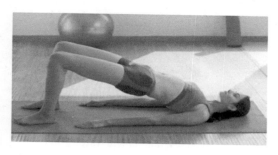

图 3-10　桥式运动

2. 平板支撑　俯卧，双肘弯曲支撑在地上，肩膀和肘关节垂直于面，双脚踩地，身体离开地面，躯干伸直，头部、肩部、胯部和踝部保持在同一平面，保持均匀呼吸。每组保持 60 s，每次训练 4 组，组与组之间间歇不超过 20 s（图 3-11）。

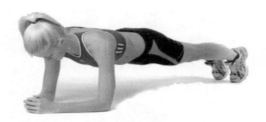

图 3-11　平板支撑

三、肩痛

（一）典型症状

典型症状见图 3-12。

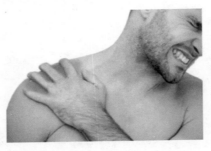

图 3-12　肩痛

注:肩关节疼痛,活动功能障碍。

（二）日常护理

1. 饮食

（1）宜进营养丰富、清淡、易消化及含钙高的食物,如牛奶、虾皮、海带等。

（2）可服调理气血、舒筋活络之品,忌生冷、辛辣、肥腻,忌烟酒。

2. 生活

（1）消除恐惧，肩痛可防可治，树立战胜疾病的信心。

（2）注意肩关节局部保暖，避免受风寒及久居潮湿之地，避免劳累。

（3）要加强身体各关节的活动和户外锻炼，应以持之以恒、循序渐进、量力而行为原则。

（三）康复训练

1. 原则　肩痛非急性发作期，坚持锻炼，改善肩关节活动功能。

2. 方法　康复训练方法见图 3-13。

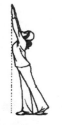
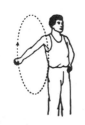
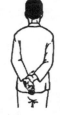

(a)"爬墙"运动　　**(b)肩关节环转运动**　　　　**(c)体后拉手**

(d)后背摸棘　　**(e)"梳头"动作**

图 3-13　康复训练

（1）"爬墙"运动：站立，面向墙，患肢食指和中指在墙上逐渐向上爬行，直到疼痛而不能再向上。功能锻炼每次 15 min,每天 2～3 次。

(2) 肩关节环转运动:站立,尽量抬高患肢,患肩做大范围的画圈运动。功能锻炼每次 15 min,每天 2～3 次。

(3) 体后拉手:站立,双上肢置于体后,用健侧上肢向上向内拉患侧上肢。功能锻炼每次 15 min,每天 2～3 次。

(4) 后背摸棘:站立,在患侧上肢内旋并向后伸的姿势下,屈肘屈腕,中指指腹触摸脊柱棘突,从下逐渐往上摸,直到与健侧等高为止。

(5) "梳头"动作:患肢由前额、头顶向枕后、耳后绕头一圈,如同做梳头动作,每次 20 个,每天 2～3 次。

四、口眼歪斜

(一)典型症状

典型症状见图 3-14。

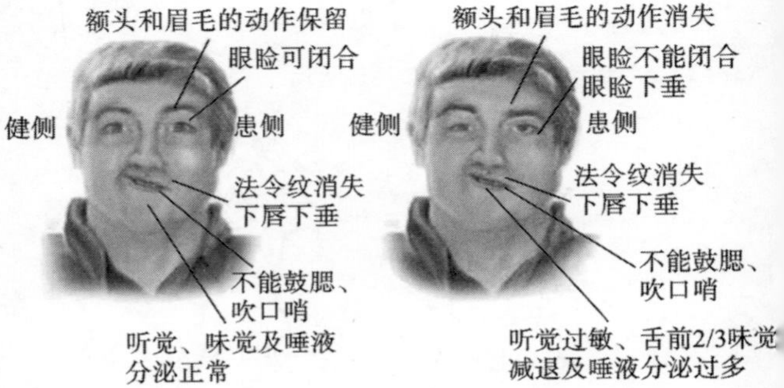

额头和眉毛的动作保留
眼睑可闭合
健侧　　患侧
法令纹消失
下唇下垂
不能鼓腮、吹口哨
听觉、味觉及唾液分泌正常

(a) 中枢性面神经麻痹

额头和眉毛的动作消失
眼睑不能闭合
眼睑下垂
健侧　　患侧
法令纹消失
下唇下垂
不能鼓腮、吹口哨
听觉过敏、舌前2/3味觉减退及唾液分泌过多

(b) 周围性面神经麻痹

图 3-14　口眼歪斜

（二）日常护理

1. 饮食

（1）应选择营养丰富、易消化的食物。禁烟戒酒，多食新鲜蔬菜、水果，忌食刺激性食物如大蒜、海鲜、辣椒等，忌喝白酒、浓茶等。

（2）有味觉障碍的病人，应注意食物的冷热度，避免坚硬的食物，尽量将食物放在健侧舌后方，细嚼慢咽；保持口腔清洁，饭后及时漱口，清除患侧颊齿间滞留的食物残渣，预防并发症。

2. 生活

（1）注意保持良好的心情，注意休息，保证充足的睡眠。适当进行体育运动，增强机体免疫力。

（2）应减少光源刺激，如电脑、电视的光等。

（3）减少外出，患侧面部避免直接吹风，勿用冷水洗脸，外出时须戴口罩，避免受风寒，防感冒。天冷时注意头、面部保暖，睡觉之前用热水泡脚。

（4）急性期患侧面部用湿热毛巾外敷，水温 60℃，每天 3～4 次，每次 15～20 min。

（三）康复训练

主要进行抬眉、闭眼、耸鼻、示齿、努嘴、鼓腮等表情肌康复训练。每个动作训练 10～20 次，每天 2～3次，直至康复为止（图 3-15）。

五、半身不遂

（一）典型症状

典型症状见图 3-16。

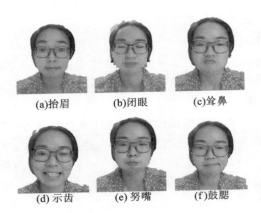

|(a)抬眉|(b)闭眼|(c)耸鼻|
|(d)示齿|(e)努嘴|(f)鼓腮|

图 3-15　康复训练

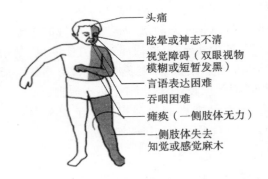

头痛

眩晕或神志不清

视觉障碍（双眼视物模糊或短暂发黑）

言语表达困难

吞咽困难

瘫痪（一侧肢体无力）

一侧肢体失去知觉或感觉麻木

图 3-16　半身不遂

（二）日常护理

1. 饮食

（1）饮食要有合理结构，以低盐、低脂肪、低胆固醇为宜，适当多食豆制品、蔬菜和水果，戒除吸烟、酗酒等不良习惯。每周至少吃 3 次鱼。应定时定量，少量多餐，每天 4 餐，晚餐宜清淡易消化，不宜过饱，忌食辛辣、刺激之品，戒烟酒。昏迷和吞咽困难者，可采用鼻饲,以保持营养水平。

（2）患有高血压者,应低盐饮食(盐每天摄入控制在 5 g 以下)。

（3）有高脂血症者,应低脂低糖饮食,以牛奶、鸡蛋、鱼类、豆制品等为主,多吃南瓜、冬瓜、香菇、黑木耳等,避免吃肥肉、动物内脏、家禽皮,少吃动物油。

（4）有糖尿病的病人,应低糖饮食,并控制饮食。

2. 生活

（1）生活起居有序,保持睡眠充足,避免过劳,随天气变化增减衣被,注意保暖。

（2）保持大便通畅,避免用力过度,以免再发脑出血。

（3）根据自身情况,适当参加锻炼,加强肢体功能锻炼,可参加散步、打太极拳、慢跑、球类、骑自行车、下棋等活动。

（4）如出现头晕、肢体麻木、眼前突然发黑、原因不明的摔倒、说话吐词不清、哈欠不断等异常表现时,应及时到医院就诊,行 CT、磁共振成像等检查。

（5）早晨醒来后应卧床几分钟后再起床,不要醒后立即坐起。

（6）生活中保持心情舒畅,避免情绪过激,不要突然回头或深低头。

（三）康复训练

1. 从床或地板上站起来(有看护者的情况下)

步骤（1）：见图 3-17。

要点：病人把健侧腿放在患侧腿下方,看护者在病人健侧,下蹲。

小窍门：看护者抓住病人腰带,会更容易用力。

注意：在被子或垫子上，由于不稳，容易发生病人和看护者一起跌倒的现象。所以尽量不要在被子或垫子上做此训练。

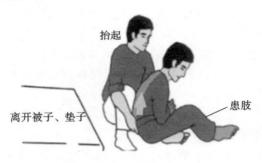

图 3-17　从床或地板上站起来（有看护者的情况下）(1)

步骤(2)：见图 3-18。

要点：病人慢慢转腰，将身体转到前面。看护者为了使病人健侧的膝盖承重，需要将病人引导到自己一旁。

小窍门：配合病人的转体，看护者可以将病人的腰部向逆时针方向旋转，这样比较容易起身。

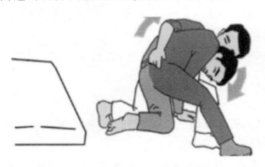

图 3-18　从床或地板上站起来（有看护者的情况下）(2)

步骤(3)：见图 3-19。

要点：①健侧的手、膝盖以及患侧的脚三点，正好呈三角形，这样最稳定（图 3-19）。②为了让病人的手脚撑在地上，看护者可以稍微扭腰后抬起病人的腰部。

　　小窍门：病人健侧脚尖立起，便于用力。

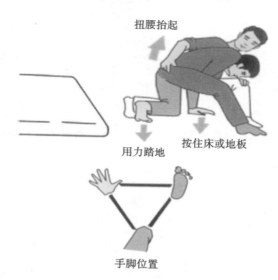

扭腰抬起

用力踏地

按住床或地板

手脚位置

图 3-19　从床或地板上站起来（有看护者的情况下）(3)

　　步骤（4）：见图 3-20。

　　要点：看护者帮助病人抬腰，以伸直双腿，为了防止病人跌倒，看护者用一只手撑住病人的肩膀或者前胸。

　　步骤（5）：见图 3-21。

　　要点：病人缓缓伸直后背，站直，注意不要向后倒，用健侧带动患侧移动。

　　2. 从地板上站起来（没有看护者的情况下）　见图 3-22。

　　步骤（1）：健侧腿放在患侧腿的下方。

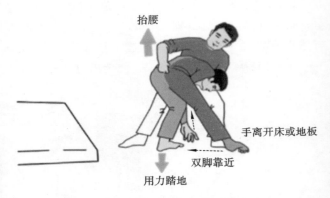

图 3-20　从床或地板上站起来(有看护者的情况下)(4)

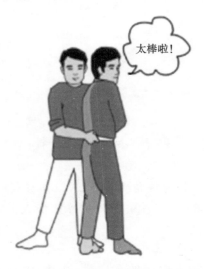

图 3-21　从床或地板上站起来(有看护者的情况下)(5)

　　步骤(2)：健侧手撑地,上半身向前下方倾,慢慢抬腰。

　　步骤(3)：伸直健侧,直起腰。

步骤(4):当站稳以后,慢慢将患侧移到前面。站起时,应该比刚起身时逆时针转了90°。

小窍门:诀窍就是要立起脚尖,立起后容易转向下一个动作。

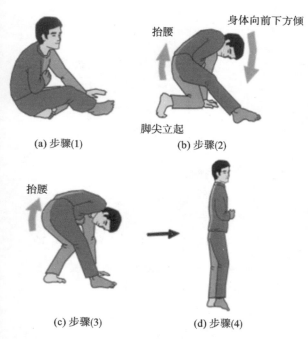

(a) 步骤(1)

抬腰

身体向前下方倾

脚尖立起

(b) 步骤(2)

抬腰

(c) 步骤(3)

(d) 步骤(4)

图 3-22　从地板上站起来(没有看护者的情况下)

3. 从床上站起来(没有看护者的情况下)　见图3-23。

脚底需要踩实地面,所以床要稍低一些。

步骤(1):患侧一旁,靠近结实的家具或墙壁会更安心。

步骤(2):抓住床边栏杆,健侧的腿承重,伸直膝盖(栏杆要结实)。

步骤(3)：健侧腿承担大部分体重站起来后，将重心稍微移向患侧，健侧的手抓住栏杆保持平衡。

小窍门：可以稍微靠着床。

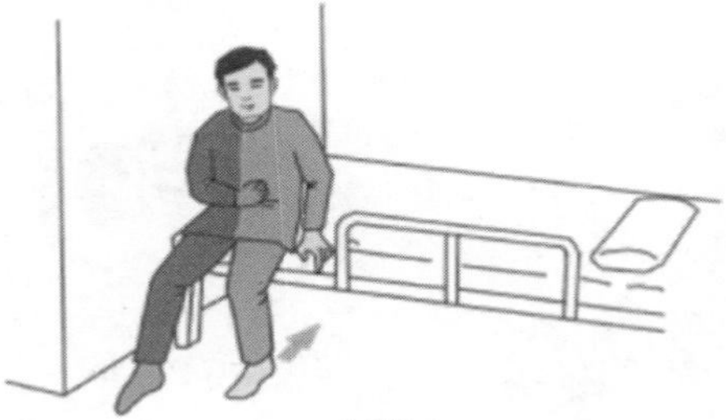

(a) 步骤(1)

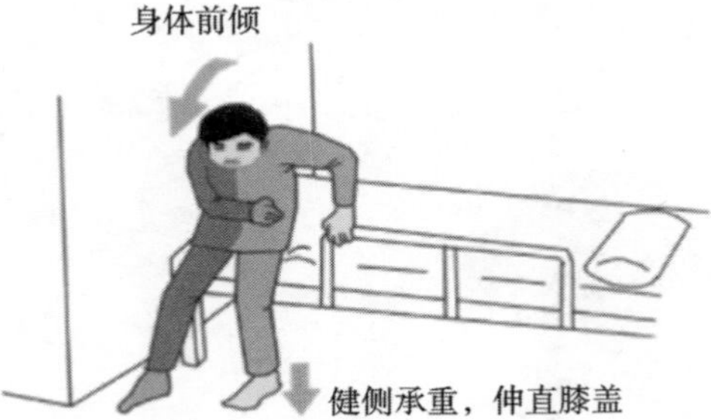

身体前倾

健侧承重，伸直膝盖

(b) 步骤(2)

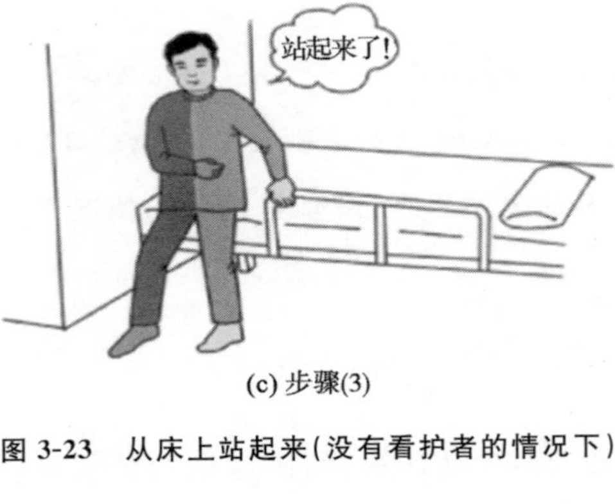

站起来了！

(c) 步骤(3)

图 3-23　从床上站起来（没有看护者的情况下）

4. 扶着椅子站起来(没有看护者的情况下) 见图 3-24。

前面最好有可依靠物。

步骤(1):健侧腿向后伸,以便承重。患侧腿往前伸。

步骤(2):像鞠躬一样,上半身前倾弯腰,用健侧腿承重。如果臀部可以活动,缓缓抬头站直。

步骤(3):用健侧腿承重站直以后,让患侧腿也承重,患侧腿的脚底也要踩实地面。

注意:站立时,如果身体太过后仰,就会摔倒。

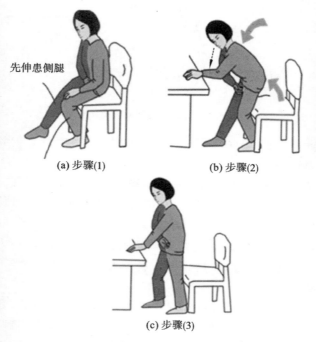

先伸患侧腿

(a) 步骤(1)　　　　　(b) 步骤(2)

(c) 步骤(3)

图 3-24　扶着椅子站起来(没有看护者的情况下)

5. 从床上转移到轮椅上 见图 3-25 至图 3-29。

步骤(1)要点：

(1) 轮椅放在病人的健侧，让轮椅尽量靠近身体，确认轮椅是锁住的状态。

(2) 看护者站在病人的患侧，病人握住离床较远的轮椅扶手，患侧在前，健侧向后伸。

小窍门：病人可稍微斜坐在床上。

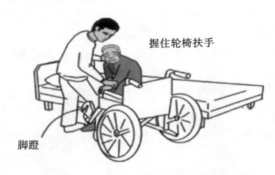

握住轮椅扶手

脚蹬

图 3-25 从床上转移到轮椅上(1)

步骤(2)要点：病人抬头，身体前倾，此时看护者要扶住病人。

小窍门：看护者的基本姿势是张开双腿，低下腰。

步骤(3)要点：病人站稳后，再以健侧为中心，旋转身体。

步骤(4)要点：将病人调整到臀部面向轮椅，病人身体缓缓前倾，然后坐下。看护者弯曲膝盖，缓缓下蹲，弯腰。

步骤(5)要点：坐下后，看护者绕到病人身后，病人健侧手握住患侧手，看护者从背后握住病人手腕，收紧胳膊，双手插到病人腋窝下支撑住病人，让病人上半身稍微弯曲。向后拉，让病人能完全坐住，调整

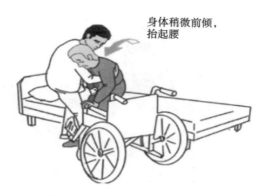

身体稍微前倾，抬起腰

图 3-26　从床上转移到轮椅上(2)

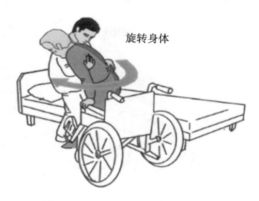

旋转身体

图 3-27　从床上转移到轮椅上(3)

手脚的位置(特别是患侧)。

　　小窍门:在调整病人坐姿时,应如图 3-29 所示,看护者从病人腋下支撑住病人,移动病人整个身体。

　　6. 立位平衡训练　见图 3-30。

　　要点:病人能够站稳以后,脚前伸,向前后左右缓慢移动重心,轻轻踏步,进行立位平衡训练。

　　小窍门:一天练习两次,看护者应站立在病人患

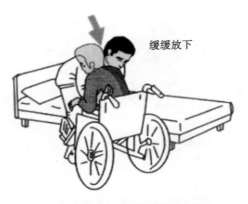

图 3-28　从床上转移到轮椅上 (4)

缓缓放下

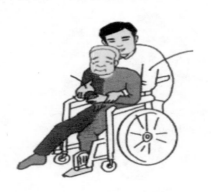

图 3-29　从床上转移到轮椅上 (5)

侧的后方,抓住病人的腰带,给予辅助,随着练习的进步,可逐渐增加步数。

7. 挑选拐杖的注意事项

1) 拐杖的种类

(1) 适合手臂有力的人的拐杖见图 3-31。

这是最常用的拐杖。也有可调节长度、可折叠便于携带的款式。

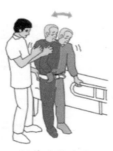 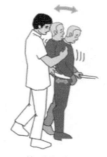

(a) 左右移动重心　　　　　　(b) 前后移动重心

图 3-30　立位平衡训练

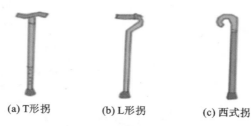

(a) T形拐　　　　(b) L形拐　　　　(c) 西式拐

图 3-31　适合手臂有力的人的拐杖

（2）适合手臂力量较弱的人的拐杖见图 3-32。

此种拐杖的优势：

①有支撑，胳膊容易发力。

②主要适用于手肘伸屈力量较弱者。

（3）适合步态不稳的人的拐杖见图 3-33。

注意：使用四脚拐杖时，四脚拐杖的支点、左右幅度是不同的，站在幅度较小的一侧，即使是向外侧用力也不容易摔倒，如果站反方向就会不稳，一定要注意。

2）好拐杖的标准　见图 3-34。

3）挑选拐杖高度的方法　手拄拐杖时，上臂与前

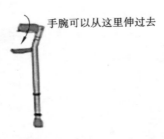

图 3-32　适合手臂力量较弱的人的拐杖——前臂拐

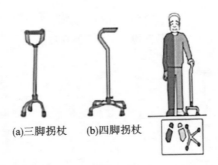

(a)三脚拐杖　　(b)四脚拐杖

图 3-33　适合步态不稳的人的拐杖

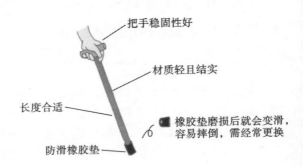

图 3-34　好拐杖的标准

臂成 150°角,拐杖底端距离同侧脚尖 15 cm,高度与同
侧股骨大转子平齐(图 3-35)。

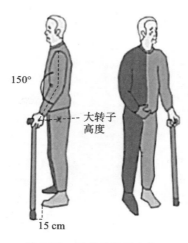

150°

大转子高度

15 cm

图 3-35　适合的拐杖高度

8. 偏瘫病人步态训练　见图 3-36。

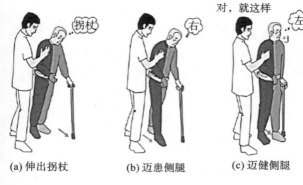

对，就这样

拐杖

右

左

(a) 伸出拐杖　　　(b) 迈患侧腿　　　(c) 迈健侧腿

图 3-36　偏瘫病人步态训练

　　注意：因疾病的原因，也有先迈健侧腿的情况。具体的步行方法，要咨询康复专家，遵循其指导。

六、头晕眼花

(一) 典型症状

典型症状见图 3-37。

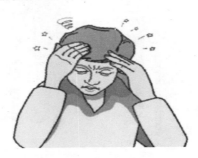

图 3-37 头晕眼花

注:头晕目眩,耳鸣,听力下降,恶心呕吐。

(二) 日常护理

1. 饮食调养

(1) 饮食应以富有营养和新鲜清淡为原则。要多食蛋类、瘦肉、青菜及水果。忌食肥甘辛辣之物,如肥肉、油炸物、辣椒等。

(2) 因贫血、白细胞减少或慢性消耗性疾病所引起的头晕眼花,尤应以营养调理为主。

(3) 有高血压病、脑动脉硬化症的病人应当慎用肥甘辛辣之物。

(4) 在急性发作期,应适当控制水和盐的摄入量。

2. 精神调养

(1) 忧郁恼怒等精神刺激可诱发头晕眼花。

(2) 病人应胸怀宽广、精神乐观、心情舒畅及情绪稳定,这对预防疾病发作和减少发作次数十分重要。

3. 注意休息起居

（1）发作时或发作后都应注意休息。

（2）急性发作期应卧床休息，如由椎基底动脉供血不足引起的，站立时症状会加重，卧床时症状可减轻。卧床休息还能防止因晕倒而造成的身体伤害。

（3）保证充足的睡眠甚为重要，在充足睡眠后，其症状可减轻或消失。

（4）应尽量避免头颈左右前后转动，如有内耳病变或颈椎病，可因头颈位的改变诱发头晕眼花。

（5）声光刺激可加重症状，故居室宜安静、光线要音淡。

4. 针对性护理

（1）由颈椎病引起者，睡眠时要选用合适的枕头，避免长期低头工作，要注意颈部保暖，缓解期要加强颈部功能训练。

（2）由高血压、动脉硬化引起者，要经常测量血压，保持血压稳定，饮食宜清淡，情绪要稳定。此外，可局部按摩以通经活络、疏通血脉止痛。

（3）由贫血引起者应适当增加营养，可应用食物疗法及辅助药物治疗。

（4）由失眠引起的头晕眼花的发生率约为 65%，采用中药治疗可取得理想的疗效。

（5）伴随恶心、呕吐等自主神经功能紊乱症状时，应取侧卧位，及时清除呕吐物，并给予温水漱口。若呕吐剧烈，暂禁食，停止后进流质食物或软食。宜少量、多次服药。

（三）康复训练

（1）颈椎牵伸训练：同"颈痛"部分相关内容。

(2) 颈椎活动度训练:同"颈痛"部分相关内容。

(3) 颈椎力量训练:同"颈痛"部分相关内容。

七、放射性腿痛

（一）典型症状

典型症状为腰背部、下肢疼痛，臀部疼痛（图 3-38）。

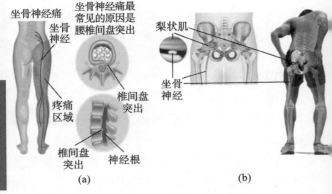

图 3-38　放射性腿痛典型症状

注:(a)病因:腰椎间盘突出压迫坐骨神经根。(b)病因:梨状肌卡压坐骨神经干。

（二）日常护理

1. 生活

(1) 卧床休息,急性期卧硬板床,疼痛缓解后可适当进行相关的康复训练。

(2) 积极治疗腰椎间盘突出症等相关疾病。

(3) 急性期疼痛时可采取健侧卧位,患肢屈曲,在两膝之间垫一个枕头;平卧位时,可在腘窝下垫一个枕头,使膝关节稍微弯曲,可减轻疼痛(图 3-39)。

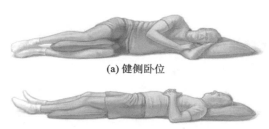

(a) 健侧卧位

(b) 平卧位

图 3-39 体位

（4）尽量避免睡太软的床，注意下肢保暖，疼痛部位热敷，防烫伤。

（5）保持大便通畅，预防感冒，防止用力排便、咳嗽、打喷嚏等加重疼痛。

（6）如果进行重体力劳动，可佩戴护腰，避免腰部频繁弯曲。

（7）坚持温和的体育锻炼，运动前充分热身，避免运动损伤。

（8）避免长时间久坐，保持正确的坐姿（见"腰背痛"部分相关内容）。

（9）避免直腿弯腰取物或系鞋带，加强腰部灵活及耐力的锻炼（图 3-40、图 3-41）。

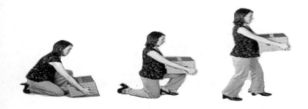

图 3-40 正确取物步骤

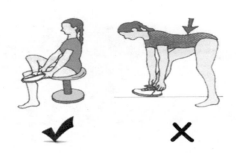

图 3-41　系鞋带

（三）康复训练

1. 桥式运动　同"腰背痛"部分相关内容。

2. 平板支撑　同"腰背痛"部分相关内容。

3. 臀肌牵伸训练　见图 3-42。

（1）方法：牵伸右侧臀肌时，将右小腿下端搭在左膝上，双手握住左大腿向胸部靠近。

（2）训练强度：每次牵伸 30～60 s，每侧肢体牵伸 3～5 次，左右交替牵伸。具体训练强度因人而异，遵循训练强度由小到大、逐渐增加、在可耐受的范围的原则。

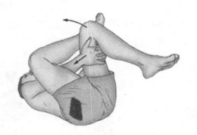

图 3-42　臀肌牵伸训练

4. 急性期臀肌激活训练　见图 3-43。

（1）方法：①走路；②踮脚走路。

（2）训练强度：每次 10 min，随时可做，具体训练强度因人而异,遵循训练强度由小到大、逐渐增加、在可耐受的范围,不加重疼痛的原则。

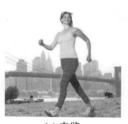
(a) 走路

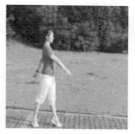
(b) 踮脚走路

图 3-43　急性期臀肌激活训练

5. 臀肌激活训练　见图 3-44。

(1) 方法:①俯卧后抬腿;②侧卧抬腿。

(2) 训练强度:每组 30 个,每天 3 组,左右交替。具体训练强度因人而异,遵循训练强度由小到大,逐渐增加,在可耐受的范围的原则。

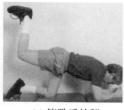
(a) 俯卧后抬腿

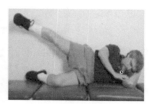
(b) 侧卧抬腿

图 3-44　臀肌激活训练

八、面痛

(一)典型症状

患侧面部电灼样疼痛,一般不会超过中线,间歇发作（图 3-45）。

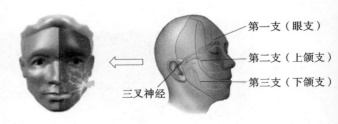

第一支（眼支）
第二支（上颌支）
第三支（下颌支）
三叉神经

图 3-45 面痛

（二）日常护理

1. 生活

（1）保持房间环境安静、舒适、空气清新，避免强光和噪声。

（2）保证充足的休息时间，生活有规律，勿熬夜，避免过度劳累。

（3）面部动作轻慢：进食、说话、洗脸、刷牙、剃须、咀嚼等动作要轻慢，尽量避免刺激位于鼻翼、口唇等部位的扳机点，减少发作。

（4）面部保暖：天寒外出时，戴好口罩或围巾以避免冷风直接刺激面部，不用凉水洗脸，不开窗睡觉，不直接迎风走路等。

（5）观察病人疼痛部位、程度、性质、时间等，疼痛剧烈时取半卧位或坐位，遵医嘱正确使用止痛药，观察药物不良反应。

（6）尽量保持轻松愉悦的心情，减少情绪的异常波动，避免过度紧张。

（7）适当参加体育锻炼，以有氧运动为主，如散步、慢跑等，运动时动作要轻慢。

2. 饮食

（1）应吃半流质或流质食物，如瘦肉末粥、鸡蛋汤、菜汤、牛奶等。

（2）避免吃辛辣刺激性、过硬或过热的食物及海鲜类产品，每餐都应做好荤素搭配，以补充机体所需营养成分，提高抵抗力。

（3）避免食用辣椒及坚硬的食物，忌烟酒。

3. 减少疼痛发作　原则：保持良好的生活、饮食习惯，即动作要轻慢、食物要柔软、营养要均衡、面部要保暖、心情要愉快、睡眠要充足。

九、膝盖痛

（一）典型症状

膝关节疼痛，负重行走时加重（图 3-46）。

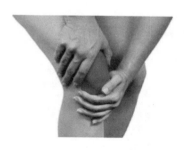

图 3-46　膝盖痛

（二）日常护理

1. 生活

（1）保持房间温暖、安静、阳光充足。

（2）疼痛时卧床休息制动，缓解后进行适当运动。

（3）运动前要进行充分热身和动态拉伸。

（4）运动时膝头与脚尖方向一致，屈膝动作尽量保持膝盖的垂线与地面的交点不超过脚尖,超过脚尖则重心多压在膝前韧带上。

(5) 运动后要进行静态拉伸和放松。

(6) 避免长期剧烈运动、负重行走,预防膝关节损伤。

(7) 注意膝关节保暖,避免寒冷刺激诱发疼痛。

(8) 肥胖病人适宜减轻体重。

(9) 外出时,必要时提供辅助工具,如拐杖、轮椅等。

2. 饮食

(1) 多吃富含抗氧化剂的食物,比如维生素 A、维生素 C、胡萝卜素及维生素 E 等相关食物,如杏、桃、木瓜、南瓜、菠菜、番薯、橙子等。

(2) 多吃含类黄酮的食物,如柑橘、草莓、樱桃、李子等新鲜水果。

(三) 康复训练

1. 股四头肌拉伸训练 见图 3-47。

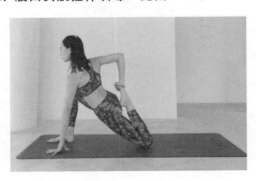

图 3-47 股四头肌拉伸训练

方法:每组拉伸 30 s 以上,连续 3 组,左右交替。

具体训练强度因人而异，在自己能承受的最大范围内训练即可。

2. 下肢后侧、内侧肌肉拉伸训练 见图 3-48。

方法：每组拉伸 30 s 以上，连续 3 组。具体训练强度因人而异，在自己能承受的最大范围内训练即可。

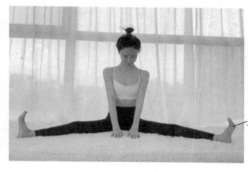

上勾脚尖

图 3-48 下肢后侧、内侧肌肉拉伸训练

3. 大腿外侧肌肉拉伸训练 见图 3-49。

方法：每组拉伸 30 s 以上，连续 3 组，左右交替。具体训练强度因人而异，在自己能承受的最大范围内训练即可。

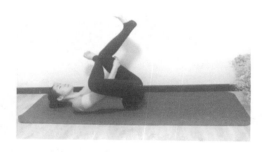

图 3-49 大腿外侧肌肉拉伸训练

4. 急性期股四头肌等长收缩训练 见图 3-50。

方法:膝后方放一薄毛巾卷好并压在膝下,使小腿产生向上抬离床面的趋势,以能体会到大腿前侧的紧绷感即可,并保持 10 s,重复,每小时 30 次,每天训练 3 h。训练强度因人而异,以不引起疼痛为原则。

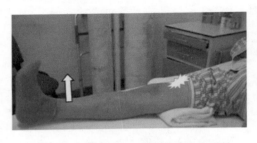

图 3-50　急性期股四头肌等长收缩训练

5. 急性期腘绳肌等长收缩训练　见图 3-51。

方法:患肢下方放一楔形枕,脚跟用力下压,能体会到大腿后侧紧绷感即可,并保持 10 s,重复,每小时 30 次,每天训练 3 h。训练强度因人而异,以不引起疼痛为原则。

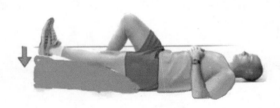

图 3-51　急性期腘绳肌等长收缩训练

6. 靠墙静蹲训练　见图 3-52。

方法:双足分开,与肩同宽,向前迈出一定距离,将躯干紧贴墙面并下蹲,下滑至一定角度(一般为屈髋屈膝 90°),保持过膝盖的垂线与地面的交点不能超过足尖,膝盖的方向与足尖一致,每次保持时间为自己的最大承受时间,每天重复 10 次。

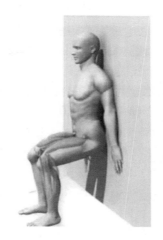

图 3-52　靠墙静蹲训练

第二节　常见疾病的中医保健

一、感冒

感冒为风邪侵袭人体所引起的以头痛、鼻塞、流涕、恶寒、发热等为主要临床表现的常见外感疾病。

1. 中药

(1) 风寒证:治疗拟辛温解表,宣肺散寒。

方剂:午时茶。

(2) 风热证:治疗拟辛凉解表,清肺透热。

方剂:维 C 银翘片。

2. 针灸

（1）风寒：列缺、风门、风池。

（2）风热：取大椎、曲池、合谷、鱼际、外关。

3. 推拿　先用一指禅推法于印堂、太阳、头维、迎香诸穴数次，再按揉百会，拿夹脊、肩井、合谷，按大椎、风门。

4. 刺络放血　可在大椎刺络放血，拔罐取大椎、身柱、大杼、风门、肺俞。寒症宜加灸。

5. 饮食起居　清淡饮食，多吃水果补充维生素。恶寒无汗者可食热粥助汗。针刺足三里（双），每日一次，连续 3 日，有预防作用。

二、咳嗽

咳嗽为肺部疾病的主要证候之一。

1. 中药

（1）风寒咳嗽：治疗拟疏散风寒，宣肺通气。方剂：杏苏止咳糖浆。

（2）风热咳嗽：治疗拟疏风清热，宣肺化痰。方剂：橘红颗粒。

（3）燥热咳嗽：治疗拟清肺润燥止咳。方剂：川贝清肺糖浆。

（4）痰湿犯肺：治疗拟健脾燥湿，化痰止咳。方剂：橘红颗粒。

（5）肝火犯肺：治疗拟清肝泻火，润肺化痰。方剂：黛蛤散合清金化痰汤。

（6）肺虚咳嗽：治疗拟养阴清肺，化痰止咳。方剂：沙参麦冬汤。

2. 针灸

（1）外感：肺俞、列缺、合谷。配穴：咽喉肿痛加少商、尺泽,发热加大椎、外关。

（2）内伤：①痰湿犯肺：太渊、肺俞、章门、太白、丰隆。②肝火犯肺：肺俞、尺泽、阳陵泉、丰隆。

3. 推拿 先推肺俞,后按揉,再掐揉列缺,拿合谷、尺泽、阳陵泉、丰隆,点太冲,擦胸胁、章门,最后搓肩背。

4. 穴位注射 定喘、大杼、风门、肺俞。药用维生素 B1 注射液或丹参注射液,每次取穴一对,注射 0.5 mL,20 次为一疗程,多用于慢性支气管炎。

5. 饮食起居 清淡饮食,注意保暖。忌辛辣、油腻之品,戒烟酒。老慢支病人冬季可进食膏方调补肺肾。

三、胃脘痛

胃脘痛以胃脘部经常发生疼痛为主症。

1. 中药

（1）寒邪犯胃：治疗拟散寒止痛。方剂：良附丸。

（2）饮食停滞：治疗拟消食导滞。方剂：保和丸。

（3）肝气犯胃：治疗拟疏肝和胃。方剂：柴胡疏肝散。

（4）肝胃郁热：治疗拟泄热和胃。方剂：逍遥丸。

（5）阴虚胃痛：治疗拟养阴益胃。方剂：养胃汤合芍药甘草汤。

（6）瘀血停滞：治疗拟活血化瘀,理气止痛。方剂：失笑散合丹参饮。

（7）脾胃虚寒：治疗拟温中健脾。方剂：黄芪建中汤。

2. 针灸

主穴：足三里、中脘、天枢、三阴交、关元。

配穴:寒邪内积者,加神阙、公孙;湿热壅滞者,加阴陵泉、内庭;气滞血瘀者,加曲泉、血海;脾阳不振者,加脾俞、胃俞、章门。

3. 推拿 先摩揉胃脘部,次按足三里、中脘、天枢、气海;一指禅推法于肝俞、脾俞、三焦俞,再揉按手三里、内关、合谷。

4. 饮食起居 清淡饮食,注意保暖。忌辛辣、油腻之品,戒烟酒。可进食山药薏米粥健脾祛湿。注意与急腹症鉴别,避免贻误病情。

四、泄泻

泄泻是指大便次数增多,稀溏,甚至如水样。

1. 中药

(1)风寒或寒湿犯胃:①治疗原则:解表散寒,芳香化浊。②方剂:藿香正气散。

(2)湿热或暑湿犯胃:①治疗原则:清化湿热。②方剂:葛根芩连汤加味。

(3)食滞肠胃:①治疗原则:消食导滞。②方剂:保和丸。

(4)肝气乘脾:①治疗原则:抑肝扶脾。②方剂:痛泻要方。

(5)脾胃虚弱:①治疗原则:健脾益气。②方剂:参苓白术散。

(6)肾阳虚衰:①治疗原则:温肾健脾,固涩止泻。②方剂:四神丸。

2. 针灸

(1)急性泄泻:中脘、天枢、上巨虚、阴陵泉。偏寒者可用艾条或隔姜灸。

(2)慢性泄泻:脾俞、章门、中脘、天枢、足三里,肾泄可加命门、关元。

3. 推拿 先揉摩天枢、中脘、气海、关元,后拿按足三里,再推按脾俞、胃俞、大肠俞。

4. 饮食起居 清淡饮食,忌辛辣、油腻之品,戒烟酒。泄泻频繁有失水现象者,可给予输液。

五、痢疾

痢疾以腹痛、里急后重、下痢赤白脓血为主症。

1. 中药

(1)湿热痢:①治疗原则:清热化湿解毒。②方剂:芍药汤。

(2)疫毒痢:①治疗原则:清热凉血解毒。②方剂:白头翁汤。

(3)寒湿痢:①治疗原则:温化寒湿。②方剂:胃苓汤。

(4)虚寒痢:①治疗原则:温中散寒,健脾化湿。②方剂:理中汤。

(5)休息痢:①治疗原则:健脾温中,清热化湿。②方剂:连理汤。

2. 针灸

主穴:合谷、天枢、上巨虚,偏寒加灸,久痢兼顾脾胃。

配穴:①湿热痢:曲池、内庭。②休息痢:脾俞、胃俞、关元、肾俞。③寒湿痢:中脘、气海。噤口痢:中脘、内关、内庭。

3. 穴位注射 维生素 B1 注射天枢(双),每穴 1 mL,每日一次。

4. 饮食起居 发病期间须控制饮食或禁食,并实行床边隔离。病情急重时应采取综合治疗和抢救措施。

六、便秘

便秘为大便秘结不通,排便时间延长,或虽有便意,而排便困难。

1. 中药

(1) 热秘:①治疗原则:清热润肠。②方剂:麻仁丸。

(2) 气秘:①治疗原则:顺气导滞。②方剂:六磨汤。

(3) 气虚:①治疗原则:益气健脾升阳。②方剂:黄芪汤。

(4) 血虚:①治疗原则:养血润燥。②方剂:润肠丸。

(5) 阳虚:①治疗原则:温阳通便。②方剂:济川煎。

2. 针灸

主穴:大肠俞、天枢、支沟、上巨虚。

配穴:①热秘:合谷、曲池。②气秘:中脘、行间。③气虚、血虚:脾俞、胃俞。④阳虚:神阙、气海。

3. 推拿 先揉摩天枢、中脘、气海、关元,后拿按足三里,再推按脾俞、胃俞、大肠俞。

4. 饮食起居 多食青菜水果,养成定时排便习惯。

七、黄疸

黄疸以目黄、身黄、尿黄为主要症状。

1. 中药

1) 阳黄

(1) 湿热蕴蒸,热重于湿:

治疗原则:清热利湿,佐以通便。

方剂:茵陈蒿汤。

(2) 湿热蕴蒸,湿重于热:

治疗原则:利湿化浊,佐以清热。

方剂:茵陈五苓散。

(3) 热毒炽盛:

治疗原则:清热解毒凉血。

方剂:犀角散。

(4) 胆道阻塞:

治疗原则:疏肝利胆,清热导滞。

方剂:大柴胡汤。

2) 阴黄

(1) 寒湿阻遏:

治疗原则:温中健脾化湿。

方剂:茵陈术附汤。

(2) 脾虚血亏:

治疗原则:健脾温中,补养气血。

方剂:黄芪建中汤(黄芪、桂枝、芍药、甘草、生姜、大枣、饴糖)。

(3) 瘀血停积:

治疗原则:活血化瘀退黄。

方剂:膈下逐瘀汤。

2. 针灸　针刺胆俞、中封、阳陵泉、内庭、三阴交、肝俞、太冲等穴。

3. 饮食起居　宜吃退黄的食物,如茭白、牛奶、柠檬,吃含有优质蛋白的食物,宜吃清热解毒的食物。忌食辣椒、榨菜、大蒜、肉桂、丁香、茴香、葱、韭菜、生姜等辛辣之品。忌食糯米、大枣、荔枝等黏糯滋腻之品。忌食马铃薯、豆瓣等易致胀气的食物。忌食动物油、肥肉、狗肉、海鱼、虾,以及黄芪、紫河车、黄精等补益之品。阴黄之人还应忌食螃蟹、螺蛳、蚌肉、柿子、香蕉、莼菜、生地瓜、生菜瓜、苦瓜等生冷性凉食物。

八、水肿

水肿指体内水液潴留,泛滥肌肤,引起头面、眼睑、四肢、腹背甚至全身浮肿。严重者可伴胸水、腹水。

1. 中药

1) 阳水

(1) 风水泛滥:治疗拟散风清热,宣肺行水。

方剂:越婢加术汤(麻黄、石膏、白术、生姜、大枣、甘草)。

(2) 水湿浸渍:治疗拟健脾化湿,通阳利水。

方剂:五苓散合五皮饮(白术、茯苓、陈皮、桂枝、生姜皮、猪苓、泽泻、桑白皮、大腹皮)。

(3) 湿热壅盛:治疗拟分利湿热。

方剂:疏凿饮子(泽泻、赤小豆、商陆、羌活、大腹皮、椒目、木通、秦艽、槟榔、茯苓皮)。

2) 阴水

(1) 脾阳不振:治疗拟温运脾阳利水。

方剂:实脾饮(白术、甘草、附子、干姜、木瓜、大腹皮、茯苓、厚朴、木香、草果、大枣)。

(2) 肾阳衰微:治疗拟温肾助阳,化气行水。

方剂:真武汤(附子、白术、茯苓、生姜、白芍)。

2. 针灸

主穴:三焦俞、委阳、水分、水道、阴陵泉。

配穴:阳水配肺俞、列缺;阴水配三阴交、关元。

3. 耳针 取三焦、肺、脾、肾、膀胱。

4. 三棱针 取肾俞、三焦俞、委中、阴陵泉。三棱针点刺出血数滴。适用于慢性肾炎引起的水肿。

5. 饮食起居 水肿初期一般注意无盐饮食,肿势渐退后(约 3 个月)低盐饮食,食盐量可随病情的好转逐渐增加。注意起居有时,谨防感冒,避免劳倦,节制房事。

九、淋证

淋证表现为小便频数短涩,淋漓刺痛,欲出未尽,小腹疼痛,或痛引腰腹。

1. 中药

(1)石淋:治疗拟清热利湿,通淋排石。

方剂:八正散或石苇散。

(2)气淋:治疗肝气郁滞者,利气疏导;中气不足者,补中益气。

方剂:前者用沉香散,后者用补中益气汤。

(3)血淋:治疗实证宜清热利湿,凉血止血。虚证宜滋阴清热,补虚止血。

方剂:实证用小蓟饮子。虚证用知柏地黄丸。

(4)膏淋:治疗实证宜清热利湿,分清泌浊。虚证宜补肾固涩。

方剂:实证用程氏萆薢分清饮。虚证用六味地黄丸。

(5)劳淋:治疗拟健脾益肾。

方剂:无比山药丸。

2. 针灸

主穴:中极、膀胱俞、三阴交、阴陵泉。

配穴:热淋配委中、行间;石淋配秩边透水道、委阳;血淋配膈俞、血海;气淋配蠡沟、太冲;膏淋配关元、下巨虚;劳淋配脾俞、肾俞。

3. 耳针 取膀胱、肾、交感、肾上腺。每次选 2～4 穴。

4. 灸法 取肾俞、关元、气海、中极、三阴交。多用于膏淋、劳淋。

5. 饮食起居 石淋病人应多饮水，多跑跳运动，以促进排石。

十、消渴

消渴是以多饮、多食、多尿、身体消瘦或尿有甜味为特征的病证。

1. 中药

（1）上消：治疗拟清热润肺，生津止渴。

方剂：消渴方。

（2）中消：治疗拟清胃泻火，养阴生津。

方剂：玉女煎。

（3）下消：

①肾阴亏虚：治疗拟滋阴益肾。

方剂：六味地黄丸。

②阴阳两虚：治疗拟温阳补肾固涩。

方剂：肾气丸。

2. 针灸

主穴：肺俞、胃俞、肾俞、胃脘下俞、三阴交、太溪。

配穴：上消配太渊、少府；中消配内庭、地机；下消配复溜、太冲。

3. 耳针 取胆、肾、肺、脾、内分泌、三焦、神门、耳迷根。每次选 2～4 穴。

4. 穴位注射 肺俞、胃俞、肾俞、胃脘下俞、三阴交。每次选用 2～4 穴，选用当归注射液、黄芪注射液或小剂量胰岛素，每穴注射 0.5～2 mL。

5. 饮食起居 针灸治疗对早、中期及轻型病人效果较好，但需坚持较长时间治疗。平时应注意节制饮食，限制粮食、油脂的摄入，忌食糖类，宜吃适量米、麦、杂粮，配以蔬菜、豆类、瘦肉、鸡蛋等，定时定量进餐。

十一、遗精

遗精有梦遗和滑精之分，有梦而遗精的为"梦遗"；无梦而遗精，甚至清醒时精液出者为"滑精"。

1. 中药

（1）阴虚火旺：治疗拟滋阴清火，安神固精。

方剂：知柏地黄丸。

（2）肾虚不藏：治疗拟补肾固精。

方剂：偏阳虚者用右归丸，偏阴虚者用六味地黄丸。

（3）湿热内蕴：治疗拟清热化湿。

方剂：程氏萆薢分清饮。

2. 针灸

主穴：关元、肾俞、太溪、志室、三阴交。

配穴：肾气不固配复溜；心脾两虚配心俞、脾俞；阴虚火旺配神门、然谷；湿热下注配中极、阴陵泉。

3. 穴位按摩 按揉关元、肾俞、太溪、志室、三阴交。

4. 皮肤针 取关元、中极、三阴交、太溪、心俞、志室或腰骶两侧夹脊穴及足三阴经膝关节以下的腧穴。叩刺至皮肤潮红为度。

5. 饮食起居 功能性遗精在治疗的同时，应消除病人的思想顾虑；对于器质性疾病引起者，需同时治疗原发病。治疗同时，要戒除不良习惯。

十二、腰痛

腰痛是以腰部疼痛为主要症状的一种病证。

1. 中药

（1）寒湿腰痛：治疗拟祛寒行湿，温经通络。

方剂：甘姜苓术汤。

（2）湿热腰痛：治疗拟清热利湿，舒筋止痛。

方剂：加味二妙散（黄柏、苍术、防己、萆薢、当归、牛膝、龟板）。

（3）肾虚腰痛：治疗拟偏阳虚者用右归丸，偏阴虚者用左归丸。可用强骨胶囊。

（4）瘀血腰痛：治疗拟活血化瘀，理气止痛。

方剂：活络效灵丹。

2. 针灸

主穴：阿是穴、大肠俞、委中。

配穴：寒湿腰痛，加腰阳关；腰肌劳损，加命门、志室；肾虚腰痛，加肾俞、命门、志室；瘀血腰痛，加膈俞、血海。

3. 拔罐 取肾俞、大肠俞、阿是穴，瘀血腰痛和寒湿腰痛可进行刺络拔罐。

4. 穴位注射 取肾俞、大肠俞、阿是穴，选用复方当归注射液或丹参注射液等，每次取 2～3 穴，每穴注射 1～2 mL。

5. 饮食起居 针灸治疗本病有较好的疗效，内脏疾病引起的腰痛以治疗原发病为主，因脊柱结核、肿瘤等引起的腰痛一般不在局部取穴。病人平时腰部应注意保暖，避免剧烈活动或搬抬重物。

十三、胸痛

胸痛病人自觉胸部疼痛。

1. 中药

（1）心血瘀阻：治疗拟活血化瘀，通络止痛。

方剂：血府逐瘀汤。

（2）胸阳痹阻：治疗拟宣痹通阳，散寒化浊。

方剂：瓜蒌薤白半夏汤。

（3）痰热壅肺：治疗拟涤痰泻热，宽胸开结。

方剂：小陷胸汤合千金苇茎汤。

2. 穴位按摩 主穴内关，血瘀配膈俞、血海，痰热配曲池、丰隆、阴陵泉。

十四、头痛

头痛是以头部疼痛为主要自觉症状的一种疾病。

1. 中药

1）外感头痛

（1）风寒头痛：治疗拟疏风散寒。

方剂：川芎茶调散。

（2）风热头痛：治疗拟疏风清热。

方剂：芎芷石膏汤。

（3）风湿头痛：治疗拟祛风胜湿。

方剂：羌活胜湿汤。

2）内伤头痛

（1）肝阳头痛：治疗拟平肝潜阳。

方剂：天麻钩藤饮。

（2）肾虚头痛：治疗拟养阴补肾。

方剂：大补元煎。

（3）气血亏虚：治疗拟补养气血。

方剂:八珍汤。

(4) 痰浊头痛:治疗拟化痰降逆。

方剂:半夏白术天麻汤。

(5) 瘀血头痛:治疗拟活血化瘀。

方剂:通窍活血汤。

2. 针灸

1) 主穴

(1) 阳明头痛:头维、印堂、阳白、阿是穴、合谷、内庭。

(2) 少阳头痛:太阳、丝竹空透率谷、风池、阿是穴、外关、侠溪。

(3) 太阳头痛:天柱、后顶、风池、阿是穴、后溪、申脉。

(4) 厥阴头痛:百会、四神聪、阿是穴、太冲、中冲。

2) 配穴 外感头痛配风府、列缺;肝阳头痛配行间、太溪;血虚头痛配三阴交、足三里;痰浊头痛配丰隆、中脘;瘀血头痛配血海、膈俞。

3. 耳针 取枕、额、脑、神门。对于顽固性头痛可在耳背静脉点刺放血。

4. 皮肤针 取太阳、印堂及阿是穴。用皮肤针中、重度叩刺。适用于外感头痛及瘀血头痛。

5. 穴位按摩 同针灸选穴法,随症取穴,进行按揉。

6. 饮食起居 对于多次治疗无效或逐渐加重者要查明原因,尤其要排除颅脑内占位性病变。头痛病人在治疗期间,应禁烟酒,适当参加体育锻炼,避免过劳和精神刺激,注意休息。

十五、眩晕

眩是眼花,晕是头晕,二者常同时出现,称眩晕。轻者闭目即止;重者如坐车船,旋转不定,不能站立,或伴有恶心呕吐,汗出,甚至昏倒。

1. 中药

（1）肝阳上亢:

治疗原则:平肝潜阳,清火熄风。

方剂:天麻钩藤饮。

（2）气血亏虚:

治疗原则:补养气血,健运脾胃。

方剂:人参归脾丸。

（3）肾精不足:

治疗原则:偏于阴虚者,治以补肾滋阴。偏于阳虚者,补肾助阳。

方剂:偏阳虚者用右归丸。偏阴虚者用左归丸。

（4）痰浊中阻:

治疗原则:燥湿祛痰,健脾和胃。

方剂:半夏白术天麻汤。

2. 针灸

（1）肝阳上亢:风池、百会、行间、侠溪、太溪、太冲。

（2）气血两虚:风池、百会、内关、太冲、气海、脾俞、胃俞。

（3）肾精亏虚:风池、百会、内关、太冲、太溪、悬中、三阴交。

（4）痰浊中阻:风池、头维、丰隆、中脘、阴陵泉。

3. 推拿 用拇指按压百会穴半分钟,先顺时针方向按揉 1 min,然后逆时针方向按揉 1 min,用拇指从鼻子向额头方向推抹印堂穴约 2 min,用两手拇指或中指按在左右翳风穴上,同时顺时针方向按揉约 2 min,然后逆时针方向按揉 2 min,两手拇指同时按压头窍阴穴半分钟,然后顺时针方向按揉 2 min,点按两侧天柱穴约 1 min,或用拇指和食指揉捏该穴,以局部感到酸胀为佳。

4. 穴位注射

主穴:合谷、太冲、翳明;内关、风池。

操作:每次取 2~3 穴,每穴注射 5% 或 10% 葡萄糖液 1~2 mL,或维生素 B12 100 μg,隔日一次。

5. 饮食起居　眩晕病人宜多吃低盐、易消化的食物,如冬瓜、玉米、小米、荷叶粥、萝卜、黑木耳、茄子、豌豆苗、西红柿、莴笋、橘子、柚子、桃、鲤鱼、海蜇等。需饮食有节,不宜过饱,忌辛辣刺激、肥甘厚味,肥胖病人应适当控制饮食。不论眩晕发作时或发作后都应注意休息。在眩晕急性发作期应卧床休息。眩晕病人保证充足的睡眠甚为重要。再者,眩晕病人应尽量避免头颈左右前后的转动。声光的刺激也可加重眩晕,故居室宜安静,光线要暗淡。

十六、中风

中风是以猝然昏仆,不省人事,伴口眼㖞斜,语言不利,半身不遂,或不经昏仆而仅见㖞僻不遂为主症的一种疾病。

1. 中药

1) 中经络

(1) 络脉空虚,风邪入中:

治疗原则:祛风通络,养血和营。

方剂:大秦艽汤。

（2）肝肾阴虚，风阳上扰：

治疗原则：育阴潜阳，镇肝熄风。

方剂：镇肝熄风汤。

2）中脏腑

（1）阳闭：

治疗原则：辛凉开窍，清肝熄风。

方剂：至宝丹合羚羊角汤。

（2）阴闭：

治疗原则：辛温开窍，豁痰熄风。

方剂：苏合香丸。

（3）脱证：

治疗原则：益气回阳，扶正固脱。

方剂：参附汤。

2. 针灸

（1）中经络：内关、人中、三阴交、极泉、委中、尺泽。吞咽障碍加风池、翳风、完骨；手指不能固握加合谷。

（2）中脏腑：内关、水沟（人中）。闭证多用醒脑开窍穴如水沟、素髎等，用毫针或刺络的方法，如十二井穴点刺；脱证多选用任脉经穴，用大艾炷灸。不计壮数，以汗止、脉起、肢温为度。并应用中西医结合抢救治疗。

3. 拔罐　采用小口径火罐，选取肩髃、臂臑、曲池、阳池、秩边、环跳、风市、伏兔、阳陵泉、丘墟等穴，留罐 10～15 min。本法适用于半身不遂。

4. 饮食调理　中风者宜吃清淡低盐、细软、含丰富膳食纤维的食物，宜吃降血脂的食物，宜吃富含优质蛋白质的食物，宜吃富含维生素的食物。忌吃高脂肪、高胆固醇的食物，如肥肉、螃蟹、蛋黄；忌吃腌制的食物，如咸肉、咸蛋、咸鱼；忌吃刺激性的食物。

十七、不寐

不寐指经常不能获得正常的睡眠。

1. 中药

（1）肝郁化火：

治疗原则：疏肝泻热安神。

方剂：龙胆泻肝丸。

（2）痰热内扰：

治疗原则：化痰清热，和中安神。

方剂：温胆汤。

（3）阴虚火旺：

治疗原则：滋阴清心安神。

方剂：天王补心丹。

（4）心脾两虚：

治疗原则：补养心脾，以生气血。

方剂：乌灵胶囊。

（5）心胆气虚：

治疗原则：益气镇惊，安神定志。

方剂：安神定志丸。

2. 针灸 针刺或点按神庭、百会、四神聪、太阳、内关、安眠。

3. 耳针

选穴：神门、心、脾、肾、脑。

方法：每次取 2～3 穴，捻转中、强刺激，留针 20 min；或埋针及压丸。

4. 饮食起居 适量补充助眠食物，平时注意摄取具有补心安神促进睡眠的食物，日常膳食以清淡为主。可以选择牛奶（含有吗啡样活性肽，有催眠的作用）、燕麦（含其他谷类不含的皂苷和丰富的 B 族维生素)、花粉和蜂胶(含较多的核酸)、莲子、珍珠粉、南枣(具有养心安神的作用)。

饮食禁忌：少吃或不吃不利于睡眠的食物。少吃或不吃煎炸、熏烤、油腻的食物，不吃辛辣刺激性食物。辛辣食物干扰睡眠，辣椒、大蒜及生洋葱等辛辣的食物会造成某些人胃部灼热及消化不良，从而干扰睡眠。避免吃过多产气、胀气的食物，这些食物会导致晚上不能安然入睡。如豆类、马铃薯、洋葱、青椒、甜点等。最好不要喝咖啡。

十八、痹证

痹证指筋骨、肌肉、关节等处的疼痛、酸楚、重着、麻木和关节肿大、屈伸不利等症。

1. 中药

（1）行痹：

治疗：祛风通络，散寒除湿。

方剂：天麻丸。

（2）痛痹：

治疗原则：散寒止痛，祛风除湿。

方剂：天麻丸，狗皮膏。

（3）着痹：

治疗原则：除湿通络，祛风散寒。

方剂：天麻丸。

（4）热痹：

治疗原则：清热通络，疏风胜湿。

方剂：白虎加桂枝汤。

2. 针灸

（1）行痹：阿是穴、膈俞、血海。

（2）痛痹：阿是穴、肾俞、关元。

（3）着痹：阿是穴、阴陵泉、足三里。

（4）热痹：阿是穴、大椎、曲池。

3. 拔罐 于疼痛部位或痛点周围肌肉丰厚处拔罐，腰背部疼痛可沿足太阳膀胱经腧穴拔罐，留罐10～15 min 即可。

4. 饮食起居 保持居室朝阳、干燥，避免久居潮湿之地。切勿汗出当风，或淋雨，以防止病情加重或复发。注意姿势。日常坐、立、行、卧要使病人各关节处于功能位。最好睡硬板床，枕头不要太高，可使脊柱保持在一直线上，对治疗后的功能恢复有重要意义。站立时应尽量抬头、挺胸，坐时尽量伸展腰脊四肢。注意保暖，尤其是风寒湿痹病人应特别注意在疼痛关节处加用护套。对长期卧床的病人要加强皮肤护理，按时翻身、更换体位，防止发生压疮。对顽痹病人要以高营养、高维生素的饮食为主，重在滋补。

十九、汗证

汗证指因阴阳失调、营卫不和、腠理开阖不利而引起汗液外泄的病证。

1. 中药

1）自汗

（1）营卫不和：

治疗原则：调和营卫。

方剂：桂枝汤。

（2）肺气不足：

治疗原则：益气固表。

方剂：玉屏风散。

（3）热淫于内：

治疗原则：清泻里热。

方剂:白虎汤。

2）盗汗

（1）心血不足：

治疗原则:养心补血敛汗。

方剂:归脾丸。

（2）阴虚火旺：

治疗原则:滋阴降火。

方剂:知柏地黄丸。

3）脱汗

治疗原则:益气回阳固脱。

方剂:参附汤加减。

4）战汗

治疗原则:扶正祛邪。

方剂:汗出顺利可不用处理,若战栗而汗不出,可饮热水或热米汤。

5）黄汗

治疗原则:清热利湿。

方剂:茵陈五苓汤。

2. 针灸 针刺或点按足三里、三阴交、复溜、气海、关元、太溪穴。亦可艾灸复溜、气海、神阙、关元、足三里穴,每穴 5 min,每日一次。

3. 饮食起居 汗证病人注意清淡饮食,不要吃辛辣、刺激性食物,不要喝酒、吸烟,多喝牛奶,多吃蛋类、鱼类、瘦肉、各种豆制品等。各种新鲜蔬菜、瓜果富含维生素,营养价值高,也应多吃。可用浮小麦加大枣煮水,平时多喝,有很好的补气止汗作用。也要注意多进行锻炼,有些病人一开始锻炼就大汗淋漓,针对这种情况可以先进行低强度的运动锻炼,如做瑜伽、打太极拳等。作息上注意早睡早起,不要熬夜。

二十、痛经

妇女正值经期或行经前后，出现周期性小腹疼痛，或痛引腰骶，甚至剧痛晕厥，称为痛经，有的称"经行腹痛"。

1. 中药

（1）气滞血瘀证：

治疗原则：理气行滞，化瘀止痛。

方药：膈下逐瘀汤或益母草膏。

（2）寒凝血瘀证：

治疗原则：温经散寒，化瘀止痛。

方药：少腹逐瘀汤。

（3）湿热瘀阻证：

治疗原则：清热除湿，化瘀止痛。

方药：清热调血汤。

（4）气血虚弱证：

治疗原则：益气养血，调经止痛。

方药：圣愈汤或八珍益母胶囊。

（5）肾气亏损证：

治疗原则：补肾益精，养血止痛。

方药：调肝汤、益肾调经汤或六味地黄丸。

2. 针灸
针刺三阴交、中极、次髎，寒凝加归来、地机；气滞加太冲；腹胀加天枢、气海；胁痛加阳陵泉、光明；胸闷加内关。亦可艾灸气海、神阙、关元、足三里、三阴交，每穴 5 min，每日一次。

3. 饮食起居
注重经期、产后卫生，注意经期保暖，避免受寒，保持心情愉快，气机畅达，则经血流畅，不可过用寒凉或滋腻的药物，忌服食生冷之品。痛经时可服用生姜红糖水、热粥等予以缓解。

第四章　乡村社区儿童预防保健

第一节　国家预防接种政策

《中华人民共和国传染病防治法》和国务院公布的《疫苗流通和预防接种管理条例》分别明确规定"国家实行有计划的预防接种制度"和"国家对儿童实行预防接种证制度"。

疫苗分为两类：第一类疫苗为免费疫苗，是指政府免费向公民提供，公民应当依照政府的规定受种的疫苗。6 岁以下儿童接种第一类疫苗免费。第二类疫苗为自费疫苗，是指由公民自费并且自愿接种的其他疫苗，接种第二类疫苗由受种者或者其监护人承担费用，由受种者或其监护人自主决定是否接种。

第二节　儿童接种的疫苗

已列入儿童计划免疫的疫苗：乙肝疫苗、卡介苗、脊髓灰质炎疫苗、百白破疫苗、麻疹疫苗、麻腮风疫苗、乙脑疫苗、流脑疫苗、甲肝疫苗、白破疫苗。

建议儿童接种的疫苗：水痘疫苗、b 型流感嗜血杆菌疫苗、肺炎疫苗、轮状病毒疫苗、流感疫苗等。

儿童免疫规划疫苗推荐接种程序表见表 4-1。疫苗接种剂量、接种部位见表 4-2。疫苗接种方法见图 4-1。

表 4-1 儿童免疫规划疫苗推荐接种程序表

年龄	接种疫苗	可预防的传染病
出生 24 h 内	乙肝疫苗（1）	乙肝
	卡介苗	结核病
1 月龄	乙肝疫苗（2）	乙肝
2 月龄	脊髓灰质炎糖丸（1）	脊髓灰质炎（小儿麻痹）
3 月龄	脊髓灰质炎糖丸（2）	脊髓灰质炎（小儿麻痹）
	百白破疫苗（1）	百日咳、白喉、破伤风
4 月龄	脊髓灰质炎糖丸（3）	脊髓灰质炎（小儿麻痹）
	百白破疫苗（2）	百日咳、白喉、破伤风
5 月龄	百白破疫苗（3）	百日咳、白喉、破伤风
6 月龄	乙肝疫苗（3）	乙肝
8 月龄	麻疹疫苗	麻疹
1.5～2 岁	百白破疫苗（加强）	百日咳、白喉、破伤风
	脊髓灰质炎糖丸（部分）	脊髓灰质炎（小儿麻痹）
4 岁	脊髓灰质炎疫苗（加强）	脊髓灰质炎（小儿麻痹）
7 岁	麻疹疫苗（加强）	麻疹
	白破二联疫苗（加强）	白喉、破伤风
12 岁	卡介苗（加强，农村）	结核病

注：括号中的数字表示接种针剂次。

表 4-2　疫苗接种剂量、接种部位

疫苗的种类	剂量/每剂次	接种部位
乙肝疫苗	重组乙肝酵母疫苗 5 μg/0.5 mL	肌内注射 上臂三角肌
百白破疫苗	0.5 mL	
白破疫苗	0.5 mL	
甲肝灭活疫苗	0.5 mL	
麻疹疫苗	0.5 mL	皮下注射 上臂三角肌 附着处
麻风疫苗	0.5 mL	
麻腮风疫苗	0.5 mL	
麻腮疫苗	0.5 mL	
A 群流脑疫苗	30 μg/0.5 mL	
A+C 群流脑疫苗	100 μg/0.5 mL	
甲肝减毒疫苗	1 mL	
乙脑减毒疫苗	0.5 mL	
乙脑灭活疫苗	0.5 mL	
卡介苗	0.1 mL	皮内注射上臂外侧 三角肌中部附着处
脊髓灰质炎糖丸	一粒	口服,凉开水喂服

1. 卡介苗　肺结核排菌病人咳嗽、打喷嚏时通过飞沫排出的结核菌很容易传染给小儿,而且小儿患结核病后病情通常很严重,会发生结核性脑膜炎、粟粒性肺结核等严重类型结核病。

卡介苗是一种用来预防儿童结核病的活疫苗,接种对象主要是新生儿、婴幼儿,接种后可使儿童对结核病产生特殊的抵抗力,预防儿童发生结核病,卡介

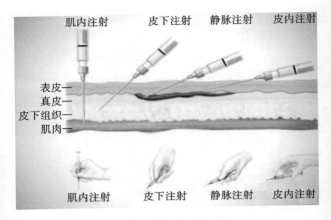

图 4-1 疫苗接种示意图

苗接种被称为"出生第一针",住院分娩的新生婴儿出生后 24 h 内接种。

（1）疫苗:减毒活疫苗。

（2）接种对象:新生儿以及从未接种过卡介苗的儿童。

（3）接种方法:酒精消毒,皮内注射 0.1 mL。

（4）反应:卡斑。

（5）效果:对结核病的控制只能起到辅助作用,但对预防儿童结核病,特别那些严重类型结核病,如粟粒性肺结核、结核性脑膜炎等有效果,可降低这些类型结核病的发病率。

（6）注意事项:严禁皮下或肌内注射;注射器要专用。

2. 乙型肝炎疫苗(图 4-2) 乙型肝炎简称乙肝,是由乙肝病毒(HBV)引起的一种严重的肝脏疾病,病程长,治疗难,易发展为肝硬化、肝癌。乙肝病毒存在于感染者的血液和体液中。可以通过母婴、密切接触及医源性接触传播。

我国乙肝疫苗接种的关键人群是新生儿。

为预防感染乙肝病毒的母亲把乙肝病毒传染给新生儿,新生儿出生后要在 24 h 内接种第一针乙肝疫苗。1 ~ 12 月龄接种,乙肝表面抗原阳性率为 10.87%;12 月龄后接种,表面抗原阳性率为 7.78%。

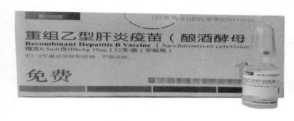

图 4-2　乙肝疫苗

乙肝疫苗接种程序见表 4-3。

表 4-3　乙肝疫苗接种程序

接种程序	时间	剂量
第 1 针	出生 24 h 内	10 μg
第 2 针	1 月龄	10 μg
第 3 针	6 月龄	10 μg

注:母亲或父亲 HbsAg(＋)者:接种完成后应监测抗体浓度。

成人接种:剂量为 10 μg 或 20 μg,密切接触者应该监测抗体浓度。

3. 脊髓灰质炎疫苗(图 4-3)　脊髓灰质炎是经口传播的疾病,可防但不好治。1960 年发病率为 10.46/10 万;1980 年下降为 0.74/10 万;目前基本消灭。

(1)疫苗:糖丸剂型和液体剂型。

(2)基础免疫:2 月龄时用针剂,3、4 月龄时每次口服 1 粒。

(3)加强免疫:4 岁加强一次。

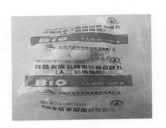

图 4-3　脊髓灰质炎糖丸

（4）禁忌证：免疫力低下、牛乳过敏者禁用。

4. 百白破疫苗（图 4-4）　百日咳和白喉都是急性呼吸道传染病，破伤风是一种创伤感染性疾病，破伤风杆菌广泛存在于外界环境中，儿童贪玩容易受伤，患病机会较多。预防这三种传染病的有效方法就是按时接种百白破疫苗。

目前使用的百白破疫苗有两种，一种为普通百白破疫苗，此疫苗缺点是副作用较大，接种部位容易出现红肿、硬结以及发热等；另一种为精制百白破疫苗，又叫无细胞百白破疫苗，该疫苗引起的副作用较为少见。

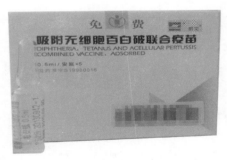

图 4-4　百白破疫苗

百日咳：由百日咳杆菌引起。在集体儿童中很容易传播,发病率很高,可达 $80\%\sim100\%$ 。

白喉:白喉杆菌产生的外毒素致病。$8\sim10$ 年流行一次,病死率高达 50% 。

破伤风:破伤风杆菌产生的外毒素致病。

百白破疫苗:百日咳疫苗、白喉和破伤风类毒素混合制剂,用氢氧化铝吸附制成,分吸附百白破疫苗和吸附无细胞百白破疫苗。

接种程序:①基础免疫:3、4、5 月龄各接种一次。②加强免疫:18 月龄加强一次。

7 岁时用白破二联疫苗加强一次。

5. A 群流脑、A+C 群流脑疫苗(图 4-5) 流行性脑脊髓膜炎简称流脑,是脑膜炎双球菌引起的急性化脓性脑膜炎,通过空气飞沫传播,有明显的季节性和周期性,冬春季节高发,儿童发病率、病死率高,其临床表现为高热、头痛、喷射状呕吐、皮肤黏膜淤点和脑膜刺激征等,重症者可导致死亡。

预防流脑最有效的方法就是注射流脑疫苗。流脑疫苗包括 A 群和 A+C 群两种疫苗,需要接种 4 剂次,儿童 $6\sim18$ 月龄接种 2 剂次 A 群流脑疫苗(2 剂次间隔时间不少于 3 个月),3 周岁、6 周岁各接种 1 剂次 A+C 群流脑疫苗。

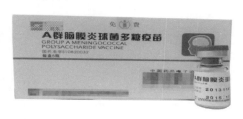

图 4-5 A 群流脑疫苗

流脑疫苗接种禁忌证：中枢神经系统疾病、有惊厥病史者。

6. 麻风、麻腮风疫苗（图 4-6） 麻疹是由麻疹病毒引起的一种急性呼吸道传染病。多见于婴幼儿，临床表现主要有发热、全身红色皮疹、眼红、流泪、结膜充血、咳嗽、流涕等，易并发支气管肺炎，病死率高，是引起儿童死亡的主要疾病之一。风疹是由风疹病毒引起的急性传染病，其特征为上呼吸道炎症、低热、耳后与枕部淋巴结肿大及全身红色斑丘疹，严重者并发中耳炎、支气管炎及脑膜脑炎。流行性腮腺炎是由腮腺炎病毒引起的一种急性呼吸道传染病，以腮腺肿痛为主要特征，其他腺体和中枢神经系统也可同时受累，儿童病人容易并发脑膜脑炎。

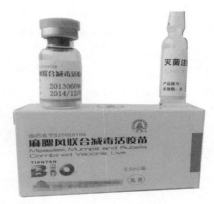

图 4-6 麻腮风疫苗

（1）疫苗：减毒活疫苗。

（2）疫苗禁忌证：免疫力低下者，处于孕期者。

（3）接种程序：

①基础免疫：8 月龄，麻风疫苗。

②加强免疫：18 月龄加强，麻腮风疫苗。

6 岁加强，麻腮风疫苗。

③应急接种：使用麻疹疫苗或麻风疫苗。

感染后 1～2 天接种可使临床症状减轻。

（4）禁忌证：免疫力低下者，处于孕期者。

7. 乙脑疫苗（图 4-7） 流行性乙型脑炎简称乙脑，是由乙脑病毒引起的以脑实质炎症为主要病变的急性传染病。蚊子是乙脑的主要传播媒介。

（1）疫苗：包括减毒活疫苗、灭活疫苗两种。

（2）接种程序：

①基础免疫：满 12 月龄，初种。

满 1 岁时灭活疫苗需接种 2 针，两针间隔 7 天。

减毒活疫苗基础免疫只需接种 1 针。

②加强免疫：与第 1 针间隔 12 个月以上加强接种。

（3）禁忌证：中枢神经系统疾病、有惊厥病史者。

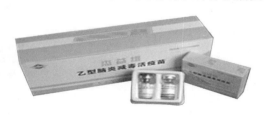

图 4-7 乙脑疫苗

8. 甲肝疫苗（图 4-8） 甲型肝炎（简称甲肝）是由甲肝病毒引起的一种消化道传染病。主要以肝实质性炎症损害为主。甲肝是全球性流行的传染病，主要通过水和食物传播。密切接触可增加传播机会，未接种甲肝疫苗的一岁半以上的人群都容易患甲肝。

疫苗及接种程序：

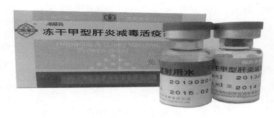

图 4-8　甲肝疫苗

灭活疫苗：1 岁半第 1 针，1 岁半第 2 针，2 岁半第 3 针。

减毒活疫苗：1 岁半接种 1 针。

第三节　疫苗接种反应与处理

一、局部反应与处理

（1）在接种部位局部皮肤或肌内发生的反应。表现为红肿浸润并伴有疼痛，多在接种后 12～24 h 发生，持续 2～3 日可自行消退。

（2）如果 48 h 后仍不消退，需要热敷或理疗处理。

二、全身反应与处理

（1）少数人在接种疫苗后可出现以发热为主的全身反应，同时可伴有头痛、头晕、恶心、腹痛、腹泻和全身乏力、周身不适等症状，多在接种后 1～2 日出现，持续 1～2 日可自行消退，发热多不超过 38.5 ℃，个别儿童也可出现 38.5 ℃以上的强发热反应。可给予退热及相应的对症处理。

（2）烦躁、易激惹、睡觉不踏实。

（3）食欲减退。

（4）腹泻、呕吐。

（5）皮疹，但较轻微。

（6）嗜睡。

三、局部特殊反应

（1）卡介苗：在接种后 3～4 周接种部位出现红肿硬块，红 10 mm×10 mm，中央部位渐渐软化形成小脓包，可自行吸收或破溃，然后结痂自愈，愈后留有一永久性圆形瘢痕，此为卡介苗引起的特异性反应，是一种正常反应过程，整个反应需 3 个月左右。

（2）百白破疫苗：由于内含吸附剂，注射后有时可以引起局部红肿硬结，长时间不能吸收，最终导致接种部位无菌性化脓并破溃。

第四节　常见问题

一、儿童预防接种疫苗前注意事项

（1）接种前告知医生该儿童在两次接种间是否患过疾病。也可提前告知，根据疾病情况可以更改预约时间。

（2）接种疫苗前一周要精心照顾儿童，减少感冒等。如儿童有不适症状，等康复后再接种疫苗；接种疫苗前应向医生如实说明儿童的健康情况。

（3）接种脊髓灰质炎糖丸前半小时内不能喝奶、喝热水。

二、不能接种的情况

（1）发热、感冒、腹泻。

（2）急性传染病潜伏期。

（3）患有急性疾病。

（4）患有结核病，心、肝、肾疾病。

（5）有过敏史一定要向医生讲明。

三、需特别向医生反映的异常情况

如果有以下症状，一定要告诉医生，让医生提出医学建议，再决定是否接种疫苗。

（1）患有皮炎、银屑病、化脓性皮肤病、严重湿疹。

（2）体温超过 37.5 ℃，有腋下或淋巴结肿大。

（3）患有严重心、肝、肾疾病或活动性结核病。

（4）神经系统发育不正常，有脑炎后遗症、癫痫。

（5）严重营养不良、严重佝偻病、先天性免疫缺陷者。

（6）严重哮喘、荨麻疹等过敏体质。

（7）每天大便次数超过 4 次或最近注射过白蛋白、免疫球蛋白，进行过输血等。

（8）接种近几天出现过腹泻、咳嗽、惊厥、感冒、轻度低热等症状。

（9）儿童在前一次接种疫苗后出现了高热、惊厥、抽搐、注射部位肿块、荨麻疹等反应。

四、儿童预防接种疫苗后注意事项

（1）接种后在现场观察 15～30 min。

（2）注射疫苗当日不能洗澡。

（3）疫苗都有抗原性，要预防儿童发热，让儿童多喝白开水。

（4）一些加入吸附剂的疫苗容易引起红肿、发热、疼痛等症状。家长可用热毛巾对红肿的部位进行热敷。

（5）接种脊髓灰质炎糖丸后半小时内不能喝奶、喝热水。

（6）密切关注儿童，看有无异常发热等，出现较重反应者应及时到医院诊治并将情况及时报告给预防接种单位。

五、预防接种家长须知

（1）注射后当日勿洗澡及做剧烈活动。

（2）可自备一些小儿退热药，体温＞38.5 ℃时酌情服用。

（3）接种局部若出现红肿，接种 48 h 后可热敷。

第五章 乡村社区常见妇产科疾病

第一节 孕产期保健

孕产期保健是从生命的准备阶段即受孕前的准备阶段开始，到新生儿的早期阶段，包括孕前期、孕期、分娩期和产褥期的全程保健。

一、孕前保健

（1）在疾病活动期应该避免受孕，备孕前 3 个月开始每天口服叶酸片 0.4～0.8 mg，戒烟戒酒。

（2）远离宠物，猫狗可能传染弓形虫病，孕妇感染弓形虫会引起流产或胎儿畸形和发育迟缓。

（3）避免接触对胎儿有害的污染物质，如果在备孕状态，体检时要注意避免放射类的检查。

（4）停避孕药和取器后半年再受孕，但是现在新的避孕药停药后可以立即怀孕。

（5）要避免 18 岁以前及 35 岁以后的过早和过晚生育。最佳生育年龄：25～29 岁。

二、孕早期保健

孕早期是指从妊娠开始到孕 12^{+6} 周前，这是胎儿各器官发育形成的重要时期。

1. 预产期推算 末次月经第一天算起，月份加 9

或减 3,阳历日期加 7(阴历日期加 15),分娩日期可能与推算的预产期相差 1～2 周。如果孕妇对末次月经时间不清楚,应结合早孕反应的时间、B 超检查子宫的大小进行推算。B 超推算的误差较小,为 3～5 周。

2. 补充叶酸　继续补充叶酸,每天 400 μg,至孕 12 周。

3. 注意致畸高度敏感期　受精后 3～8 周(停经 5～10 周)避免感染疾病。

4. 孕早期常见健康问题的处理

(1)妊娠呕吐:如果发生妊娠剧吐、长期饥饿可引起血压下降,尿量减少,使体内动员大量脂肪,引起酮症酸中毒及电解质紊乱,严重时甚至会损害肝肾功能,影响胚胎发育,必须及时诊治。

(2)妊娠早期阴道流血:主要原因可能是先兆流产、流产、异位妊娠、葡萄胎等,要及时就诊,及时检查,及时治疗。

5. 孕期免疫接种　妊娠并不是预防接种的禁忌,一般死疫苗或者灭活疫苗、类毒素、多糖类疫苗如脊髓灰质炎糖丸可以在孕期接种,但是孕期禁忌接种活疫苗。

三、孕中期保健

孕中期是指孕 13～27^{+6}周,此期胎儿生长迅速。

1. 胎动出现时间　孕 18～20 周感觉到胎动。

2. 孕 16～20 周、21～24 周各进行 1 次检查　检查体重、血压、宫高、腹围、胎心、胎先露、水肿情况。

3. 告知产前筛查内容　孕 12～14 周 B 超 NT 小排畸;15～20 周唐氏综合征筛查;22～24 周 B 超畸形筛查(大排畸);24～28 周行口服葡萄糖耐量试验

（OGTT，妊娠糖尿病筛查）。

4. 孕中期常见健康问题的处理

（1）阴道分泌物增加：如果发生阴道炎，局部用药，目前口服治疗念珠菌性阴道炎的药物在孕期使用的安全性尚无评价资料。

（2）阴道出血：晚期流产、前置胎盘、胎盘早剥。

（3）头晕：妊娠高血压、贫血等。

（4）贫血：孕妇由于生理的变化出现血液被稀释，约有 1/4 的孕妇会发生不同程度的贫血。绝大多数妊娠贫血的原因都是缺铁，所以用铁剂治疗可使其发生率下降。

四、孕晚期健康保健

孕晚期指孕 28～36 周、孕 37～40 周。

1. 检查 孕 28～36 周、37～40 周各进行 1 次产前检查，复查胎位、胎心率、宫底、高度、腹围、体重及血压，检查有无水肿及其他异常。

2. 胎动计数 孕妇自我监测胎动。2 h 胎动计数 ≥6 次为正常，2 h 胎动计数 <6 次或者胎动减少 50% 者提示胎儿缺氧。

3. 妊娠水肿 常见于足部。快速明显的水肿达膝关节以上，可能是子痫前期的先兆，应尽快就医。

4. 腰背疼痛 有时缺钙可引起腰背部与骨盆的肌肉酸痛。孕晚期应更注意补钙。

5. 胸闷 在妊娠的最后几周，增大的子宫上推膈肌，引起呼吸困难。

6. 心悸 长久站立、空腹或突然站立容易发生头晕、心悸。调节饮食，补充铁剂。

7. 腹痛下坠

（1）生理性腹痛：随着子宫逐渐增大，增大的子宫不断刺激肋骨下缘，可引起孕妇肋骨钝痛。左侧卧位有利于疼痛缓解。

（2）病理性腹痛：

①胎盘早剥：下腹部撕裂样疼痛是典型症状，多伴有阴道流血。

②如果孕妇忽然感到下腹持续剧痛，有可能是早产或子宫先兆破裂。

③非妊娠原因的腹痛：与妊娠不直接相关，如外科情况阑尾炎等。

8. 胎动异常　　如果 12 h 的胎动计数少于 20 次或者 1 h 的胎动计数少于 3 次或者胎儿活动强度有明显改变，变得越来越弱，这说明胎儿可能有异常，应加以警惕、予以重视。

五、产后访视和产后指导

（一）产后访视

产褥期妇幼保健人员应到产妇家中访视至少 2 次，及时发现和处理异常情况。

1. 产后访视内容　　了解产妇有无特殊的主诉。测量体温、血压、脉搏、呼吸，检查乳房情况，并指导母乳喂养，检查子宫复旧是否良好。

2. 新生儿访视内容　　喂养、大小便、体温、黄疸及体重、身高情况等。

（二）产后指导

指导计划生育，采取适宜的避孕方法。产褥期内禁止性生活，哺乳期以工具避孕为宜；不哺乳者可选用口服避孕药。高危产妇已不宜再妊娠者,应做好避孕措施,必要时可行绝育术。剖宫产者如果想再次妊娠,至少在严格避孕 2 年后再考虑。

第二节　前庭大腺炎、前庭大腺脓肿

一、诊断要点

1. 症状　外阴单侧局部疼痛、肿胀,当脓肿形成时疼痛加剧,部分病人可出现发热或腹股沟淋巴结肿大。

2. 妇科检查　大阴唇下 1/3 处有硬块,表面红肿,压痛明显。当脓肿形成时有波动感,当脓肿内压力增大时表皮可自行破溃。

二、治疗方案及原则

(1) 保持局部清洁。

(2) 应用抗生素。

(3) 前庭大腺脓肿应及时切开引流,脓液引流后可用抗生素冲洗并放置引流条,术后根据情况决定引流条的放置时间。

第三节　阴　道　炎

一、阴道炎分类

阴道炎可分为滴虫性阴道炎、细菌性阴道病、念珠菌性阴道炎。

二、诊断要点

（1）白带增多：

①滴虫性阴道炎：呈黄白稀薄脓性液体，常呈泡沫状。

②细菌性阴道病：脓性液体为鱼腥臭味。

③念珠菌性阴道炎：呈白色豆渣样或凝乳样。

（2）外阴瘙痒、灼热感、疼痛、性交痛。

（3）感染尿道时，可有尿频、尿痛甚至血尿。

（4）妇科检查：阴道及阴道部黏膜红肿，阴道内有大量异常分泌物。

三、治疗方案及原则

1. 滴虫性阴道炎及细菌性阴道病

（1）甲硝唑栓每晚塞阴道 1 粒，7 日为 1 个疗程；或甲硝唑片 200 mg，每晚塞阴道 1 片。

（2）用 1∶5000 高锰酸钾溶液坐浴，1 次/日，每次 20 min。

2. 念珠菌性阴道炎 使用咪康唑栓剂、克霉唑栓剂或制霉菌素栓剂每晚塞阴道 1 粒，7 日为 1 个疗程。

四、注意事项

（1）阴道炎可通过性交直接传染，治疗期间应避免性生活或采用阴茎套，并对其性伴侣进行治疗。

（2）注意防止共用厕所、盆具、浴室、毛巾、衣物等而引起交叉感染。

第四节　妇科急性下腹痛

妇科急性下腹痛是由于女性盆腔器官的某些疾病引起的急性症状,这些疾病尽管临床表现多种多样,但其共同的特点就是腹痛,并常常需要紧急的诊断与治疗。起病急,症状重,多以突发剧痛或持续剧痛为主。

一、异位妊娠(宫外孕)

受精卵种植在子宫体腔以外部位,称为异位妊娠。异位妊娠包括输卵管妊娠、卵巢妊娠、腹腔妊娠、阔韧带妊娠、宫颈妊娠等,以输卵管妊娠最为常见,占异位妊娠的95%左右。

(一)诊断要点

(1)停经史。

(2)腹痛:早期时下腹一侧有隐痛或胀痛,有时呈撕裂样痛。大多数突然发作剧烈腹痛,伴头晕眼花、昏厥、出冷汗,伴恶心呕吐,感肛门坠胀。

(3)阴道少量不规则流血。

(4)休克:由于腹腔内急性大量出血而致休克。

(5)腹部检查:下腹部患侧压痛、反跳痛明显,无肌紧张,移动性浊音阳性,有时下腹部可扪及包块。

(6)阴道检查:宫颈举痛明显;后穹隆饱满及有触痛;宫体稍增大,其一侧可触及包块,压痛明显。

(7)尿 HCG:阳性,部分病人呈阴性。

(8)B超检查:宫腔内无孕囊,宫旁扫及不均质包块或盆、腹腔内游离液性暗区,有助于宫外孕的诊断。

（二）治疗原则

立即转上级医院治疗。

二、黄体破裂

（一）概述

在女性的月经周期中,卵巢正常排卵后黄体逐渐形成。在黄体形成过程中,黄体可能发生破裂而引起出血,导致腹腔内出血。

（二）诊断要点

（1）腹痛:发生在月经周期后半期,为突发性,一侧下腹痛伴肛门坠胀感。

（2）阴道流血:部分病人有阴道流血,量如月经。

（3）休克:当出血量较多时,可出现休克的症状。

（4）体征:盆腔检查宫颈轻度举痛及摇摆痛,后穹隆有触痛,子宫正常大小,一侧附件区压痛。腹部检查一侧下腹压痛,内出血多时可有压痛、反跳痛及移动性浊音阳性。

在诊断黄体破裂时,注意需与异位妊娠、流产、急性输卵管炎等进行鉴别。

（三）治疗方案及原则

根据出血量的多少可进行非手术治疗和手术治疗。

（1）若内出血较多的病人发生休克,应进行抗休克治疗,并及时剖腹探查,修补或切除出血的黄体,转上级医院进行手术。

（2）若病人的生命体征平稳,内出血不多,可采用保守治疗，嘱病人卧床休息，给予止血药物，并用抗生素预防感染，密切观察病情变化。

三、卵巢囊肿蒂扭转

（一）诊断要点

1. 临床表现　有盆腔或附件包块史病人，突发一侧下腹剧痛，常伴恶心、呕吐甚至休克。当扭转蒂部自然复位或肿瘤完全坏死时，腹痛可减轻。盆腔检查时宫颈有抬举痛和摇摆痛，子宫大小正常，一侧附件区可以触及包块。肿物张力高，有压痛，以蒂部最明显。根据病人的临床表现可做出初步诊断。

2. 辅助检查　B超发现一侧附件低回声区，边缘清晰，有条索状蒂。

本病在诊断过程中须与异位妊娠、急性附件炎等进行鉴别。

（二）治疗方案及原则

确诊后应尽早手术。转上级医院手术治疗。

四、卵巢囊肿破裂

（一）诊断要点

病人有附件包块史，突发剧烈腹痛，腹部检查有明显压痛及反跳痛、腹肌紧张。B型超声可发现附件区包块消失或缩小，盆、腹腔内有杂乱回声。

（二）治疗方案及原则

转上级医院手术治疗。

五、流产

妊娠不满 28 周、胎儿体重不足 1000 g 而终止者称为流产。流产发生于 12 周以前者,称为早期流产;发生于第 12～20 周者,称为晚期流产。

（一）诊断要点

停经、阴道出血、不同程度腹痛、HCG 阳性、B 超检查发现胚囊可综合判断。

（二）治疗原则

1. 先兆流产　以保胎治疗为原则,约 60% 的病人保胎治疗有效。

卧床休息,严禁性生活,用黄体酮治疗直至症状消失。

2. 难免流产及不全流产　一旦确诊,应尽早手术清除胚胎及胎盘组织。

六、急性盆腔炎

（一）诊断要点

症状、体征:发热、下腹痛、白带增多、膀胱和直肠刺激症状。体检:下腹压痛、宫颈举痛,宫颈口可有脓性分泌物流出;子宫略大有压痛,附件增厚,压痛明显,扪及块状物。

（二）治疗原则与方案

病人一般情况差,病情重,诊断不清或门诊疗效不佳,或已有盆腔腹膜炎及输卵管卵巢脓肿,均应住院治疗。

1. 一般治疗

（1）卧床休息,半卧位,使脓液积聚于直肠子宫陷凹。

（2）给予高热量、高蛋白、高维生素流质食物或半流质食物,补充水分,纠正水、电解质紊乱,必要时少量输血。高热者采用物理降温,腹胀者需行胃肠减压。

(3) 重症病例应严密观察,以便及时发现感染性休克。

2. 抗感染治疗 抗生素联合使用。

七、痛经

（一）诊断要点

年轻女性,在月经来潮前数小时或来潮后出现下腹部持续性或阵发性疼痛,可放射至腰骶部和大腿内侧,历时 1～3 日,自行缓解。重者面色发白、出冷汗、畏寒、恶心、呕吐或腹泻。有时四肢厥冷、尿频和全身乏力。妇科检查无异常发现,排除器质性疾病即可诊断。

（二）治疗方案及原则

1. 一般治疗 精神安慰,解除顾虑,卧床休息,局部热敷,注意经期卫生。

2. 止痛 常用的有双氯芬酸钠栓 50 mg,每次 1/3～1/2 栓,置肛门内。必要时口服一般止痛药。布洛芬（芬必得）每片 300 mg,但有消化性溃疡者禁用。

3. 解痉 654-2 10 mg 或阿托品 0.5 mg 肌内注射或缓慢静脉注射。

4. 短效避孕药 可缓解疼痛。

5. 中药 经前用中药调理。

常见妇科急腹症的诊断及鉴别诊断见表 5-1。

表 5-1 常见妇科急腹症的诊断及鉴别诊断

疾病 诊断要点	异位妊娠（破裂）	黄体破裂	卵巢囊肿破裂、蒂扭转	流产	急性盆腔炎	痛经
停经史	有	无	无	有	无	无
腹痛特点	一侧剧痛	一侧剧痛	一侧剧痛	下腹正中	下腹正中	下腹正中
阴道流血	有	有或无	无	有	无	有
体征	患侧压痛、反跳痛，移动性浊音（＋）；宫颈举痛、患侧压痛有包块	患侧压痛、反跳痛，移动性浊音（＋）；宫颈举痛、患侧压痛	患侧压痛、反跳痛；宫颈举痛，患侧压痛有包块	下腹正中压痛；宫颈口有时可见胚胎组织	发热、下腹压痛；宫颈举痛；宫颈口阴道内有脓性分泌物流出	下腹正中有或者无压痛
HCG	阳性	阴性	阴性	阳性	阴性	阴性

第五节　外阴血肿

一、概述

外阴血肿常由外伤造成,如外阴骑跨伤、暴力性交等,多见于小女孩。

二、诊断要点

(1) 有外阴部外伤史。

(2) 外阴部疼痛,影响行走。如皮肤、黏膜撕裂可流血,量可多可少。如皮肤、黏膜未破损可见外阴部紫蓝色血肿,血肿较大时可造成尿道梗阻。

三、治疗原则

1. 保守治疗　血肿小,最初 24 h 冰袋冷敷,以减少局部血流量和减轻外阴疼痛,并密切观察血肿有无增大趋势。外伤 24 h 后,可用超短波、远红外线等照射促进血液吸收。

2. 手术治疗　若血肿快速增大或出血虽已止住但血肿较大者应在麻醉下行血肿切开,排出积血,缝扎止血,伤口加压包扎或引流。术后常规用抗生素预防感染,外阴创伤污染严重的病人应注射破伤风抗毒素。

第六节　子宫肌瘤

子宫肌瘤是女性生殖器中常见的一种良性肿瘤

多见于 30~50 岁妇女。

一、诊断要点

1. 病史及临床表现

（1）多数病人无症状，仅于妇科检查或 B 超检查时偶被发现。

（2）多数阴道流血病例表现为月经量增多、经期延长或周期缩短。

（3）腹部包块。

（4）白带增多。

（5）压迫症状：压迫膀胱则产生尿频、尿急，甚至尿潴留；压迫直肠产生排便困难。

（6）腰酸、下腹坠胀、腹痛：浆膜下肌瘤蒂扭转时可出现急腹痛。肌瘤红色变性时，腹痛剧烈且伴发热。

（7）可伴不孕、继发性贫血等。

2. 妇科检查　　子宫不规则增大，质硬，表面呈多个球状或结节状隆起。

3. 辅助检查

超声检查：B 超能较准确地显示肌瘤的数目、大小及部位。

二、治疗方案及原则

子宫肌瘤的处理，根据病人年龄、症状、肌瘤大小、有无变性、生育要求及全身情况全面考虑。

1. 随访观察　　肌瘤小于孕 10 周子宫大小、无明显症状或近绝经期病人，可 3~6 个月复查一次。

2. 手术治疗　　转上级医院进行手术。

手术指征：

（1）肌瘤大于孕 10 周子宫。

（2）月经量过多,继发贫血。

3. 药物治疗　凡肌瘤小于孕 10 周子宫大小、症状较轻、近绝经年龄及全身情况不能手术者,可选择药物治疗。

第七节　月经失调

全身及内、外生殖器官无器质性病变,由于卵巢轴的神经内分泌调节紊乱,或子宫内膜局部调控异常引起的异常子宫出血,称为功能失调性子宫出血,简称功血。分为无排卵型功血及有排卵型功血两大类。

一、无排卵型功血

常见于青春期及绝经过渡期妇女。

（一）临床表现

1. 症状　月经周期不规律或者月经经期延长,或者月经量过多。

2. 体征　程度不等的贫血貌,可有多毛、肥胖、泌乳。

3. 辅助检查　盆腔 B 超检查生殖器官未见病变,子宫内膜厚度不定。

（二）诊断要点

具备上述临床表现的病人,须除外生殖器官其他部位（宫颈、阴道）出血、全身及生殖器官器质性病变引起的出血、医源性子宫出血后,才能诊断为功血。

（三）治疗方案及原则

治疗原则:出血阶段应迅速有效地止血及纠正贫

血,控制月经周期或诱导排卵。

1. 止血

（1）诊断性刮宫：止血迅速,对已婚育龄期或绝经过渡期病人,应常规使用。

（2）孕激素内膜脱落法（药物刮宫）：常肌内注射黄体酮每天 20 mg,连续 3～5 天；或醋酸甲羟孕酮（安宫黄体酮,MPA）每天 6～10 mg,连续 7～10 天。因撤退性出血可能导致血红蛋白浓度进一步下降,故只能用于血红蛋白浓度＞70 g/L 的病人。

（3）大剂量雌激素内膜生长法：只适用于青春期未婚病人及血红蛋白浓度＜70 g/L 的病人。

（4）一般止血药物治疗：维生素 K4、止血敏、维生素 C、云南白药、雄激素等。

2. 诱导排卵或控制月经周期——人工周期治疗

倍美力 0.625 mg,或补佳乐 1～2 mg,每天 1 次,共 21～25 天,自服药第 21 天开始加用黄体酮 10 mg 肌内注射,每天 1 次,共 5 天,或最后 10 天加用醋酸甲羟孕酮 6 mg,每天 1 次。用药 3～6 个月可试停药,观察机体有无自然调整的可能。

出血严重、年龄在 40 岁以上、无生育要求者,经药物治疗无效可行子宫切除术。

二、有排卵型功血

多见于育龄妇女。

（一）临床表现

1. 月经量多 月经周期中经期失血量多于 80 mL,但月经间隔时间及出血时间皆正常。

2. 经间出血

（1）围排卵期出血：经期不长于 7 天，但阴道流血停止数天又有出血。一般量很少，持续 1～3 天，并非每个周期都有。在两次有排卵月经之间出现一次无排卵出血。

（2）经前出血（即黄体期出血）。

（3）月经期长（即增生期出血）：黄体萎缩不全，引起子宫内膜脱落不全。

三、治疗方案及原则

1. 月经量多

（1）对无避孕要求或不愿意用激素治疗的病人，可用抗纤溶药、维生素 K4、止血敏、维生素 C、云南白药、雄激素等。

（2）对有避孕要求的病人可选用内膜萎缩治疗：周期第 5～26 天口服炔诺酮 5 mg，2 次/天；或放宫内避孕环如曼月乐。

（3）手术治疗：对药物治疗无效、年长、无生育要求的病人，可手术切除子宫。

2. 经间出血

（1）围排卵期出血：少量出血者不需治疗或仅用一般止血药物。

（2）经前出血：于预计出血日前给予黄体酮 20 mg/d，肌内注射，5 天左右。也可在周期第 5 天起口服枸橼酸氯米芬 50 mg/d，5 天。对不要求生育者可用醋酸甲羟孕酮 6 mg/d，共 5～7 天。

（3）月经期长：可在预计月经应停止前 1～2 天开始口服补佳乐 0.5 mg，每天 1 次，共 3～5 天，促使内膜修复。也可在上个周期的黄体晚期用黄体酮 20 mg/d，肌内注射，约 5 天后停药，促使内膜全部脱落。

第八节　多囊卵巢综合征

一、临床表现

1. 症状及体征　多在青春发育期后发病。多数表现为月经稀发,肥胖者约占 50%。大多为中心性肥胖。约 70% 的病人在上唇、乳晕、胸或腹部中线等处体毛增多且粗黑,常伴有油脂性皮肤和痤疮。外阴、腋下、颈后等处皮肤增厚、黑色素沉着。

2. 激素改变　高雄激素血症,黄体生成素(LH)高。

3. 卵巢体积增大　超声检查发现一侧或双侧卵巢体积增大,每侧卵巢内每个切面可见 10 个以上小卵泡。

二、诊断标准

(1) 稀发月经或闭经。

(2) 高雄激素的临床表现:多毛、痤疮、肥胖。

(3) 超声:提示卵巢体积≥10 mL,和(或)同一个切面上直径为 2~9 mm 的卵泡数≥12 个。

以上三项中具备两项即可诊断。

强调:"排除其他病因"为多囊卵巢综合征(PCOS)诊断标准的一项内容。

三、治疗方案及原则

1. 抑制卵巢雄激素的生成,调整月经周期,预防子宫内膜增生

(1) 孕激素:月经周期后半期用醋酸甲羟孕酮 6~

10 mg,每日 1 次,口服,共 10～12 日;或黄体酮 20 mg,每日 1 次,肌内注射,共 3～7 次。

(2) 短效避孕药:以有抗雄激素作用的孕激素为首选药物,即复方醋酸环丙孕酮(达因 35,每片含炔雌醇 35 μg,醋酸环丙孕酮 2 mg),也可用妈富隆(每片含炔雌醇 30 μg,去氧孕烯 150 μg)等。应注意其对肝脏及糖代谢的副作用。

2. 促进生育　适用于需恢复排卵的不孕症者。

枸橼酸氯米芬(氯米芬,CC)是治疗 PCOS 的首选药物。

3. 其他　减轻体重:一般选用控制饮食、适当运动的方法。保持心情愉快,减轻生活压力。

第九节　更年期综合征

一、诊断要点

年龄在 45 岁以上、月经失调、性器官进行性萎缩及全身各系统的表现如潮热、出汗、记忆力减退、睡眠差、骨质疏松、易激动、假性心绞痛、心慌、尿频尿急等。根据症状排除其他系统疾病。

二、治疗方案及原则

1. 一般治疗　普及卫生知识,提高妇女对本综合征的认识。精神安慰,以消除顾虑。鼓励适度参加体育锻炼与文娱活动,调整心态。

2. 药物治疗　一般应用药物包括谷维素 20 mg,3 次/日;钙剂;中药制剂(坤泰胶囊、佳蓉片等)。

3. 性激素补充疗法(HRT)

(1) 适应证:症状严重的病人。

(2) 禁忌证:乳腺癌、子宫内膜癌、黑色素瘤。原因不明的阴道出血、严重肝肾疾病、近6个月内血栓栓塞性疾病、红斑狼疮、耳硬化、血卟啉病,以及孕激素使用禁忌证,如脑膜瘤。

(3) 慎用情况:子宫肌瘤、子宫内膜异位症、高血压、糖尿病、血栓栓塞病史、胆囊疾病、偏头痛、癫痫、哮喘、垂体催乳素瘤等。乳腺良性疾病、母系乳腺癌家族史。

(4) 方法:无子宫的妇女可单用雌激素。有子宫的妇女为防止子宫内膜增生,应加用孕激素。常用的雌、孕激素方案分为周期序贯方案(雌激素连服21～25天,周期末10～14天加用孕激素,然后停药等待撤退出血,第5天起重复)及连续联合方案(每天同用雌、孕激素,不间断或用25天后停用)两类。

(5) 常用制剂:

①雌激素类:口服制剂有结合雌激素(倍美力)0.3～0.625 mg、戊酸雌二醇(补佳乐、协坤)。经阴道用药:倍美力(0.3～0.625 mg/d)、欧维婷(雌三醇,0.5 mg/d)。更宝芬(普罗雌烯)栓剂主要用于治疗以泌尿生殖道萎缩症状(尿频、尿急等)为主的病人。

②雌孕激素类:周期序贯方案如克龄蒙,每片含戊酸雌二醇2 mg,共21片,后10天增加了醋酸环丙孕酮,每片1 mg。

③利维爱:兼有雌、孕、雄三种激素活性,适用于绝经后妇女。剂量为1.25～2.5 mg/d,不必再加用孕激素。

(6) 启用时间及疗程:有上述适应证者应常规做

必要的检查如监测血卵泡刺激素(FSH)、雌二醇(E2)浓度,盆腔及乳房超声等,明确体内雌激素水平低下,排除禁忌证,并向病人阐明利弊,征得知情同意后开始。如需长期用药,则在用药过程中应进行监测,每年至少全面检查及再行利弊权衡一次后决定是否继续应用。用药时间为绝经后 10 年内或者不超过60 岁。

第十节　子　宫　脱　垂

子宫从正常位置沿阴道下降,宫颈外口达坐骨棘水平以下,甚至子宫全部脱出于阴道口外,称为子宫脱垂。常伴发阴道前、后壁膨出。

一、临床表现

(1)腰骶部疼痛或下坠感,走路、负重、久蹲后症状加重,休息后可减轻。

(2)肿块自阴道脱出,初于腹压增高时脱出,休息卧床后能自动回缩。

(3)脱出的组织淤血、水肿、肥大,甚至无法还纳,长期暴露于阴道口外,糜烂、溃疡、感染,渗出脓性分泌物。

(4)小便困难,尿潴留,尿频、尿急并有反复发作的尿路感染或张力性尿失禁。

(5)妇科检查:嘱病人向下屏气,增加腹压,可见宫体或宫颈位置下降,如宫颈外口达坐骨棘水平以下或露于阴道口,诊断即可确立。

二、诊断要点

1. 病史　外阴部有块物脱出，可伴有尿频、尿急等病史。

2. 临床表现　见上述内容。

三、治疗方案及原则

1. 保守治疗　Ⅰ度、Ⅱ度轻的子宫脱垂或Ⅲ度子宫脱垂因年老体弱及其他疾病不能耐受手术者，可给予保守治疗。

（1）支持疗法：增强体质，加强营养，注意适当休息，保持大便通畅，避免重体力劳动及其他增加腹压的因素。治疗慢性咳嗽、腹泻、便秘等。

（2）子宫托：目前我国常用的子宫托为塑料制的喇叭花形、环形、球状等。放置时间为每日早晨放入，晚上临睡前取出，清洗后备用。

2. 手术治疗　经保守治疗无效，或Ⅱ度、Ⅲ度子宫脱垂合并阴道壁膨出，有张力性尿失禁者宜行手术治疗。

第六章 乡村社区常用药物

第一节 抗微生物药

一、抗生素

（一）青霉素类

1. 青霉素

【适应证】 敏感菌所致的急性感染。

【用法和用量】 肌内注射,成人每日 80 万~320 万 U,分 3~4 次,儿童每日 3 万~5 万 U/kg,分 2~4 次。静脉滴注适用于重病者,成人每日 240 万~2000 万 U,儿童每日 20 万~40 万 U/kg,分 4~6 次。

2. 氨苄青霉素钠(氨苄青霉素)

【适应证】 敏感菌所致的泌尿系统、呼吸系统、胆道、肠道感染以及脑膜炎、心内膜炎等。

【用法和用量】 口服:每日 50~100 mg/kg,分 4 次空腹服用;儿童每日 50~100 mg/kg,分 4 次空腹服用。

3. 阿莫西林(羟氨苄青霉素)

【适应证】 敏感菌所致的呼吸道、尿路和胆道感染。

【用法和用量】 口服:成人每日 1~4 g,分 3~4 次。儿童每日 50~100 mg/kg,分 3~4 次。肾功能严重受损者应延长用药间隔时间。

（二）头孢菌素

1. 头孢氨苄

【适应证】　敏感菌所致的急性扁桃体炎、鼻窦炎、支气管炎、肺炎等呼吸道感染,尿路感染及皮肤软组织感染。

【用法和用量】　口服,成人:每日 1～2 g,分 4 次,最高剂量一日 4 g。儿童:每日 25～50 mg/kg,分 4 次。

2. 头孢唑啉

【适应证】　敏感菌所致的呼吸道、尿路、皮肤软组织、骨关节、胆道感染,以及心内膜炎、败血症、咽耳部感染。

【用法和用量】　肌内或静脉注射:1 次 0.5～1 g,1 日 3～4 次。儿童 1 日量为 20～40 mg/kg,分 3～4 次给予。

（三）大环内酯类

1. 罗红霉素

【适应证】　敏感菌所致的咽炎及扁桃体炎、鼻窦炎、中耳炎、支气管炎,支原体、衣原体肺炎;沙眼衣原体引起的尿道炎和宫颈炎;敏感菌引起的皮肤软组织感染。

【用法和用量】　空腹口服。成人一次 0.15 g,一日 2 次。儿童一次 2.5～5 mg/kg,一日 2 次。

2. 阿奇霉素

【适应证】　敏感微生物所致呼吸道、皮肤和软组织感染。

【用法和用量】　口服或静脉滴注,3 日疗法为每日 1 次,成人 500 mg;儿童 10 mg/kg,连用 3 日。

3. 乙酰螺旋霉素

【适应证】 敏感菌所致的呼吸道感染、鼻窦炎、中耳炎、牙周炎、肺炎、非淋菌性尿道炎、皮肤软组织感染。

【用法和用量】 成人:一次 0.2～0.3 g,一日 4 次,首次加倍。儿童:每日 20～30 mg/kg,分 4 次服用。

二、合成抗菌药

(一)磺胺类

复方磺胺甲噁唑(复方新诺明)

【适应证】 敏感菌所致的尿路感染、急性中耳炎、慢性支气管炎急性发作、肠道感染、肺孢子菌肺炎。

【用法和用量】 口服。成人及 40 kg 以上儿童每次磺胺甲噁唑(SMZ)800 mg 和甲氧苄啶(TMP)160 mg,每日 2 次。2 个月以上、体重 40 kg 以下儿童每次 SMZ 20～30 mg/kg 及 TMP 4～6 mg/kg,每日 2 次。

(二)氟喹诺酮类

诺氟沙星(氟哌酸)

【适应证】 适用于敏感菌所致的尿路感染、淋病、前列腺炎、肠道感染、伤寒及其他沙门菌感染。

【用法和用量】 口服。成人一次 400 mg,一日 2 次。

(三)硝基咪唑类

甲硝唑(灭滴灵)

【适应证】 敏感微生物所致盆腔炎、败血症、牙周炎等。还可用于治疗贾第鞭毛虫病、酒渣鼻等。

【用法和用量】　口服。常用量：成人每次 0.2～0.6 g，1 日 3 次。儿童每日 20～50 mg/kg，分 3 次。

三、抗感染植物类药

盐酸小檗碱(黄连素)

【适应证】　用于肠道感染，如胃肠炎。

【用法和用量】　口服，成人：一次 1～3 片，一日 3 次。

四、抗结核病药

1. 异烟肼(雷米封)

【适应证】　与其他抗结核药联用，治疗、预防各型结核病。

【用法和用量】　顿服。治疗：成人每日 5 mg/kg，小儿每日 10～20 mg/kg。预防：成人每日 0.3 g，儿童每日 10 mg/kg。

2. 利福平

【适应证】　与其他抗结核药联合用于各种结核病。

【用法和用量】　抗结核治疗：成人，口服，一日 0.45～0.60 g，空腹顿服，每日不超过 1.2 g；1 个月以上小儿每日 10～20 mg/kg，空腹顿服，每日量不超过 0.6 g。

3. 盐酸乙胺丁醇

【适应证】　与其他抗结核药联合治疗结核杆菌所致肺结核。亦可治疗结核性脑膜炎及非典型分枝杆菌感染。

【用法和用量】　顿服。成人：初治每日 15 mg/kg；复治每日 25 mg/kg，连续 60 天，继以每日 15

mg/kg。13 岁以下不宜应用本品;13 岁以上儿童用量与成人相同。

4. 吡嗪酰胺

【适应证】 与其他抗结核药联合用于治疗结核病。

【用法和用量】 口服。成人常用量,与其他抗结核药联合,每日 15～30 mg/kg 顿服,最多每日 2 g。

五、抗寄生虫药

肠虫清(阿苯达唑)

【适应证】 蛔虫病、蛲虫病。

【用法和用量】 口服,驱钩虫、蛔虫、蛲虫、鞭虫,0.4 g 顿服。2 周岁以上小儿单纯蛲虫感染、单纯蛔虫感染,0.2 g 顿服。

第二节 镇痛及解热镇痛药

一、解热镇痛药

1. 阿司匹林

【适应证】 普通或流行性感冒引起的发热,轻中度疼痛。

【用法和用量】 解热镇痛:口服或直肠给药,每次 0.3～0.6 g,1 日 3 次。抗风湿:每次 0.6～1 g,1 日 3～4 g。抑制血小板聚集:每日 1 次,每次 75～150 mg。

2. 对乙酰氨基酚

【适应证】 儿童普通或流行性感冒的发热,轻中度疼痛。

【用法和用量】 口服或直肠给药:1 次 0.3～0.6 g,1 日 2～3 次,极量 1 日 2 g;12 岁以下每日 1.5 g/m^2 分次服用。

二、抗炎镇痛药

1. 吲哚美辛(消炎痛)

【适应证】 类风湿关节炎、风湿性关节炎,强直性脊椎炎、骨关节炎及急性痛风发作期等。

【用法和用量】 口服,一次 25 mg,一日 2 次,进食后整片吞服。每日不得超过 200 mg。

2. 对乙酰氨基酚乙酰水杨酸酯(贝诺酯、扑炎痛)

【适应证】 普通或流行性感冒的发热,缓解轻中度疼痛。

【用法和用量】 口服。成人 0.5～1.5 g,每日 3～4 次。儿童每次 25 mg/kg,每日 4 次。

第三节 神经精神系统用药

艾司唑仑(舒乐安定)

【适应证】 各种类型的失眠,焦虑、紧张、恐惧及癫痫。

【用法和用量】 口服。镇静、抗焦虑:1 次 1～2 mg,一日 3 次;催眠:1 次 1～2 mg,睡前服。

第四节 激素类药

一、肾上腺皮质激素

1. 氢化可的松

【适应证】 结缔组织病、系统性红斑狼疮、支气管哮喘、皮肌炎、血管炎等过敏性疾病,急性白血病、恶性淋巴瘤。

【用法和用量】 氢化可的松注射液:每次 100～200 mg。

2. 醋酸地塞米松(氟美松)

【适应证】 用于过敏性与自身免疫性炎症性疾病。

【用法和用量】 口服,每日 0.75～3 mg,每日 2～4 次。

二、孕激素类药

1. 黄体酮

【适应证】 习惯性流产、痛经、经血过多或闭经等。

【用法和用量】 先兆流产:肌内注射,一般每日 20～50 mg,待疼痛及出血停止后,减为每日 10～20 mg。

2. 醋酸甲羟孕酮

【适应证】 痛经、功能性闭经、功能性子宫出血、先兆流产或习惯性流产、子宫内膜异位症等。

【用法和用量】 功能性出血、闭经:每日口服 4～10 mg,连用 7～10 日,周期性用药。

第五节　影响代谢功能的药物

一、影响糖代谢的药物

盐酸二甲双胍

【适应证】　单纯饮食控制及锻炼治疗无效的 2 型糖尿病。

【用法和用量】　起始一次 0.25 g，一日 2～3 次，以后酌情调整，一日最大剂量不超过 2 g。

二、抗痛风药

别嘌醇

【适应证】　用于原发性和继发性高尿酸血症。

【用法和用量】　口服。成人初始一次 50 mg，一日 1～2 次，可逐渐增至一日 200～300 mg，分 3 次。日极量 600 mg。

第六节　呼吸系统药

一、祛痰药

1. 盐酸溴己新

【适应证】　慢性支气管炎、哮喘、支气管扩张、硅肺等。

【用法和用量】　口服：成人一次 8～16 mg。肌内注射：一次 4～8 mg，一日 2 次。静脉滴注：一日 4～

8 mg。

2. 痰咳净散

【适应证】 通窍顺气,止咳,化痰。用于支气管炎、咽炎等引起的咳嗽多痰,气促、气喘。

【用法和用量】 含服,一次 0.2 g,一日 3~6 次。

二、镇咳药

急支糖浆

【适应证】 清热化痰,宣肺止咳。用于外感风热所致的咳嗽,症见发热、恶寒、胸膈满闷、咳嗽咽痛。

【用法和用量】 一日 3~4 次。成人一次 20~30 mL。儿童 1 岁以内一次 5 mL,1~3 岁一次 7 mL,3~7 岁一次 10 mL,7 岁以上一次 15 mL。

三、平喘药

氨茶碱

【适应证】 支气管哮喘、慢性喘息性支气管炎、慢性阻塞性肺疾病等的喘息症状;心功能不全和心源性哮喘。

【用法和用量】 口服:成人每次 0.1~0.2 g,一日 0.3~0.6 g;极量一次 0.5 g,一日 1 g。肌内或静脉注射:成人每次 0.25~0.5 g,一日 0.5~1 g。

第七节 消化系统药

一、助消化药

1. 多酶片

【适应证】 用于消化不良、食欲缺乏。

【用法和用量】 口服。一次 1～2 片,一日 3 次,餐前服。

2. 干酵母(食母生)

【适应证】 营养不良、消化不良及 B 族维生素缺乏症。

【用法和用量】 每次 0.5～4 g,嚼碎服。

二、抗酸药

1. 奥美拉唑

【适应证】 胃溃疡、十二指肠溃疡、应激性溃疡、反流性食管炎和卓-艾综合征。

【用法和用量】 口服或静脉给药。治疗十二指肠溃疡:每日一次,每次 20 mg。治疗反流性食管炎:每日 20～60 mg。

2. 碳酸氢钠

【适应证】 治疗胃酸过多引起的症状。

【用法和用量】 口服。一次 1～2 片,每日 3 次。

三、胃肠解痉及胃动力药

1. 硫酸阿托品

【适应证】 抢救感染中毒性休克。治疗有机磷农药中毒。缓解内脏绞痛。眼科用药,用于角膜炎、虹膜睫状体炎。

【用法和用量】 感染中毒性休克:成人每次 1～2 mg,小儿每次 0.03～0.05 mg/kg,静脉注射,每 15～30 min 1 次。

缓解内脏绞痛:每次皮下注射 0.5 mg。

2. 氢溴酸山莨菪碱(654-2)

【适应证】 感染中毒性休克、血管性疾病、各种神经痛、平滑肌痉挛、眩晕病、眼底疾病、突发性耳聋。

【用法和用量】 肌内或静脉注射:成人一般1次5～10 mg,一日1～2次或据病情决定。口服:一日3次,一次5～10 mg。

四、泻药

1. 酚酞片(果导片)

【适应证】 习惯性顽固便秘。肠道检查前清洁肠道。

【用法和用量】 睡前口服0.05～0.2 g,经8～10 h排便。

2. 开塞露

【适应证】 便秘。

【用法和用量】 挤入直肠内,成人一次1支,儿童减半。

五、止泻药

1. 蒙脱石

【适应证】 急、慢性腹泻,特别是儿童急性腹泻。也用于食管炎及与胃、十二指肠、结肠疾病有关疼痛的对症治疗。

【用法和用量】 温水送服,成人每次1袋,每日3次。食管炎病人宜于餐后服用,其他病人于餐前服用。

2. 药用炭

【适应证】 食物、生物碱等中毒及腹泻、胃肠胀气等。

【用法和用量】 一日2～3次,每次1.5～4 g,餐前服。

第八节 循环系统用药

一、抗休克用血管活性药

肾上腺素

【适应证】 用于抢救过敏性休克、心搏骤停、支气管哮喘急性发作。与局麻药合用延长其药效。

【用法和用量】 常用量：皮下注射，一次 0.25～1 mg；心室内注射，一次 0.25～1 mg。极量：皮下注射，一次 1 mg。

二、抗心绞痛药

1. 硝酸甘油

【适应证】 用于防治心绞痛。

【用法和用量】 急性心绞痛：1 片（每片 0.3～0.6 mg）置于舌下。必要时可重复含服。

2. 硝酸异山梨酯(消心痛)

【适应证】 急性心绞痛发作的防治。

【用法和用量】 口服预防心绞痛：一次 5～10 mg，一日 2～3 次，一日总量 10～30 mg。舌下给药缓解症状：一次 5 mg。

3. 硝苯地平(心痛定)

【适应证】 预防和治疗冠心病、心绞痛，各种类型的高血压，顽固性充血性心力衰竭。

【用法和用量】 口服：一次 5～10 mg，一日 15～30 mg。急用时可舌下含服。对于慢性心力衰竭者，每 6 h 给予 20 mg。

三、降压药

1. 复方降压片

【适应证】 用于早期和中期高血压。

【用法和用量】 口服,一次 1～2 片,一日 3 次。

2. 北京降压 0 号

【适应证】 用于轻、中度高血压,重度高血压者需联合用药。

【用法和用量】 口服。常用量:一次 1 片,一日 1 次。维持量:一次 1 片,2～3 日 1 次。

第九节　泌尿系统用药

一、利尿药

1. 氢氯噻嗪(双氢克尿噻)

【适应证】 水肿性疾病、高血压、单独用于肾性尿崩症或与其他抗利尿剂联合用于中枢性尿崩症、肾石症。

【用法和用量】 口服。成人:一次 25～50 mg,一日 1～2 次,并按效果调整用量。儿童:一日 1～2 mg/kg,分 1～2 次。

2. 呋塞米(速尿)

【适应证】 水肿性疾病、高血压、预防急性肾衰竭、高钾血症及高钙血症、稀释性低钠血症、急性药物毒物中毒。

【用法和用量】 口服:每次 20～40 mg,一日 1～2 次,极量一日 0.6 g。肌内或静脉注射,一次 20～40

mg,隔日 1 次。

二、脱水剂

甘露醇

【适应证】 各种原因引起的脑水肿。可用于降低眼内压,为渗透性利尿药。也可作为冲洗剂,用于术前肠道准备。

【用法和用量】 利尿。常用量为 $1\sim2$ g/kg,一般用 20%溶液 250 mL 静滴,调整使尿量维持在每小时 $30\sim50$ mL。

第十节　血液系统用药

一、止血药

酚磺乙胺(止血敏)

【适应证】 预防和治疗外科手术出血过多,血小板减少性紫癜或过敏性紫癜以及其他原因引起的出血。

【用法和用量】 口服,成人每次 $0.5\sim1$ g,一日 3次。肌内注射或静脉注射,每次 $0.25\sim0.5$ g,一日 2或 3 次。

二、抗凝血药

华法林

【适应证】 防治血栓栓塞性疾病。心肌梗死的辅助用药。

【用法和用量】 口服。第一日:$0.5\sim20$ mg。维持量:每日 2.5~7.5 mg。

三、抗贫血药

1. 叶酸

【适应证】 叶酸缺乏。孕期、哺乳期妇女预防给药。

【用法和用量】 口服:成人,一次 5~10 mg,一日 2~3 次。儿童,一次 5 mg,一日 3 次。孕期、哺乳期妇女预防用药:每日 0.4 mg。

2. 硫酸亚铁

【适应证】 用于各种原因引起的慢性失血,营养不良,孕期、儿童发育期等引起的缺铁性贫血。

【用法和用量】 口服,每次 0.3 g,一日 3 次,饭后服。

四、升白细胞药

肌苷

【适应证】 白细胞减少、血小板减少。治疗急性肝炎和慢性肝炎、肝硬化、肝性脑病。

【用法和用量】 口服:一次 200~600 mg,一日 3次。静脉注射或静脉滴注:一次 200~600 mg,一日 1~2 次。

第十一节　抗变态反应及调节免疫药

1. 苯海拉明

【适应证】 皮肤黏膜的过敏性疾病,乘船乘车所致晕动病,放射病,手术后及药物引起的恶心、呕吐。

【用法和用量】 口服,饭后服。成人一次 25～50 mg,一日 2～3 次。儿童一日 5 mg/kg,分次给药。

2. 氯苯那敏(扑尔敏)

【适应证】 过敏性鼻炎、感冒、鼻窦炎及过敏性皮肤疾病如荨麻疹、过敏性药疹或湿疹、血管神经性水肿等。

【用法和用量】 口服,成人一次量 4 mg,一日 3 次。

第十二节 解 毒 药

1. 碘解磷定

【适应证】 有机磷农药中毒。

【用法和用量】 轻度中毒:成人每次 0.4～0.8 g,小儿每次 15 mg/kg。中度中毒:成人首次 0.8～1.6 g,小儿每次 20～30 mg/kg。重度中毒:成人首次 1.6～2.4 g,小儿每次 30 mg/kg。缓解后酌情减量。

2. 硫代硫酸钠(大苏打)

【适应证】 抢救氰化物中毒,抗过敏,降压药硝普钠过量中毒,可溶性钡盐中毒,砷、汞、铋、铅等金属中毒。

【用法和用量】 成人常用 25% 溶液 20～40 mL。小儿:25% 溶液 1.0～1.5 mL/kg(250～375 mg/kg)。

3. 阿托品

【适应证】 有机磷类与氨基甲酸酯类农药中毒,胃肠型毒蕈中毒,中药乌头中毒,锑剂中毒。

【用法和用量】 静脉注射或静脉滴注。有机磷农药中毒成人首次,轻度中毒,2.0～4.0 mg;中度中毒,4.0～10 mg;重度中毒,10～20 mg。重复用药剂量为其半数,达阿托品化后减量。

第十三节　营养及调节水、电解质及酸碱平衡药

1. 葡萄糖

【适应证】　补充热能和体液,治疗低血糖症、高钾血症。高渗液作为组织脱水剂,可用于治疗脑水肿、肺水肿及降低眼内压。

【用法和用量】　低血糖症:口服,严重者用50%注射液20～40 mL静脉注射。饥饿性酮症:口服,严重者用5%～25%注射液静脉滴注。

2. 葡萄糖氯化钠

【适应证】　各种原因引起的进食不足或大量体液丢失。

【用法和用量】　同时考虑葡萄糖和氯化钠的用法和用量。

3. 氯化钠

【适应证】　各种原因所致的失水;高渗性非酮症糖尿病昏迷;低氯性代谢性碱中毒;外用冲洗眼部、洗涤伤口等。

【用法和用量】　口服:用于轻度急性恶心、呕吐。静脉注射:用于失水,酌情而定;低氯性碱中毒,据中毒情况决定。

夏季开瓶后24 h,不宜再继续使用。

4. 复方氯化钠注射液(林格液)

【适应证】　低渗性、等渗性和高渗性失水;高渗

性非酮症糖尿病昏迷;低氯性代谢性碱中毒。

【用法和用量】 静脉滴注 $500\sim1000$ mL,剂量视病情而定。

第十四节 麻 醉 用 药

利多卡因

【适应证】 主要用于阻滞麻醉及硬膜外麻醉。也用于室性心律失常,如室性心动过速及频发室性期前收缩。

【用法和用量】 阻滞麻醉用 $1\%\sim2\%$ 溶液,每次不超过 0.4 g。表面麻醉用 $2\%\sim4\%$ 溶液,一次不超过 100 mg。

第十五节 外科、皮肤、肛肠科用药

一、抗微生物类药

1. 红霉素

【适应证】 脓疱疮等化脓性皮肤病、小面积烧伤、溃疡面的感染和寻常痤疮。

【用法和用量】 局部外用。适量涂于患处,一日 2 次。

2. 克霉唑

【适应证】 用于体癣、股癣、手癣、足癣、花斑癣、头癣,以及念珠菌性甲沟炎和念珠菌性外阴阴道炎。

【用法和用量】 皮肤感染:涂于患处,一日 $2\sim3$

次。外阴阴道炎：涂于洗干净的患处，每晚 1 次，连用7 日。

3. 鱼石脂

【适应证】 疖肿、银屑病、湿疹、宫颈炎、阴道炎、淋巴结炎、血栓性静脉炎、慢性溃疡、慢性皮炎、外耳道炎。

【用法和用量】 外用，一日 2 次，涂患处。

二、洗剂

1. 乙醇（酒精）

【适应证】 广泛用于医用消毒。

2. 高锰酸钾

【适应证】 急性皮炎或急性湿疹的湿敷，清洗溃疡或脓疮，以及痔疮坐浴。

【用法和用量】 取 1 片加水 500 mL，用于湿敷、清洗或坐浴。

3. 过氧化氢（双氧水）

【适应证】 化脓性外耳道炎和中耳炎、文森口腔炎、齿龈脓漏、扁桃体炎及清洁伤口。

【用法和用量】 清洁伤口：3％溶液，根据情况每日可多次使用。稀释至 1％作为扁桃体炎、口腔炎等病人的含漱液。

4. 碘伏

【适应证】 皮肤、黏膜的消毒，烫伤的处理，治疗滴虫性阴道炎、霉菌性阴道炎、皮肤霉菌感染等。

【用法和用量】 1％，用于皮肤的消毒，可直接涂擦。

5. 炉甘石

【适应证】 用于急性瘙痒性皮肤病，如荨麻疹和痱子。

【用法和用量】 用时摇匀,涂于患处,一日 2～3 次。

三、肛肠科用药

1. 开塞露

【适应证】 用于治疗便秘。

【用法和用量】 挤入直肠内,成人一次 1 支,儿童减半。

2. 双氯芬酸

【适应证】 适用于类风湿关节炎、骨关节炎的症状缓解。

【用法和用量】 适量涂于患处,轻轻揉搓,一日 3～4 次。

四、皮肤科用药

1. 烧伤膏

【适应证】 清热解毒,止痛生肌。用于各种烧烫灼伤。

【用法和用量】 涂于创面,每 4～6 h 更换新药。

2. 皮康霜

【适应证】 皮肤湿疹、接触性皮炎、脂溢性皮炎、神经性皮炎、体癣、股癣、手足癣、皮肤念珠菌等瘙痒性皮肤病。

【用法和用量】 外用。涂擦于患处,一日 2～3 次。

3. 醋酸氟轻松

【适应证】 用于过敏性皮炎、异位性皮炎、接触性皮炎、脂溢性皮炎、湿疹、皮肤瘙痒症、银屑病、神经性皮炎等。

【用法和用量】 涂于患处,一日 2 次。封包治疗仅适于慢性肥厚或掌跖部位的皮损。

4. 硫黄软膏

【适应证】 用于疥疮、头癣、痤疮、脂溢性皮炎、酒渣鼻、单纯糠疹、慢性湿疹。

【用法和用量】 外用,涂于患处,一日 1～2 次。

5. 无极膏

【适应证】 虫咬皮炎、丘疹性荨麻疹、湿疹、接触性皮炎、神经性皮炎、皮肤瘙痒。

【用法和用量】 外用,涂于患处及周围,一日 2～3 次。

6. 尿素软膏

【适应证】 手足皲裂,角化型手足癣所引起的皲裂。

【用法和用量】 局部外用,涂于患处,一日 2～3 次。

五、其他

1. 水杨酸苯酚贴膏(鸡眼膏)

【适应证】 鸡眼。

【用法和用量】 贴于患处,24 h 后如患处软化发白,略感疼痛时,可换药 1 次并除去白色软化层。

2. 苯扎氯铵贴(创可贴)

【适应证】 用于小创伤、擦伤等患处。

【用法和用量】 贴在创伤处并用胶带固定位置。

3. 关节膏

【适应证】 镇痛,消炎。用于风湿痛、关节痛、腰痛、神经痛、肌肉酸痛、扭伤、挫伤。

【用法和用量】 外用,贴患处。天冷时可辅以按摩与热敷。

第十六节　眼科用药

1. 红霉素眼膏

【适应证】 用于沙眼、结膜炎、睑缘炎及眼外部感染。

【用法和用量】 涂于眼睑,一日 2～3 次,宜在睡前使用。

2. 盐酸金霉素眼膏

【适应证】 细菌性结膜炎、眼睑炎、睑腺炎和沙眼。

【用法和用量】 涂于眼睑内,一日 1～2 次,宜在睡前使用。

3. 氯霉素滴眼液

【适应证】 用于结膜炎、沙眼、角膜炎和睑缘炎。

【用法和用量】 外用。滴眼,一次 1～2 滴,一日 3～5 次。

第十七节　耳喉鼻及口腔科用药

1. 氧氟沙星滴耳液

【适应证】 敏感菌引起的中耳炎、外耳道炎、鼓膜炎。

【用法和用量】 滴耳。成人一次 6～10 滴,一日 2～3 次。

2. 西地碘含片

【适应证】 慢性咽喉炎、口腔溃疡、牙龈炎、牙周炎。

【用法和用量】 口含,成人,一次 1 片,一日 3～5 次。

3. 樟脑水合氯醛酊(牙痛水)

【适应证】 用于龋齿所致疼痛的暂时止痛。

【用法和用量】 外用。以药棉蘸透药水,塞入龋齿洞内。

第十八节　妇产科用药

1. 甲硝唑阴道泡腾片

【适应证】 厌氧菌性阴道病、滴虫性阴道炎及混合感染。

【用法和用量】 阴道给药,每次 1 或 2 片,每晚 1 次。

2. 硝酸咪康唑栓

【适应证】 外阴阴道念珠菌和革兰阳性菌引起的双重感染。

【用法和用量】 阴道给药。每晚 1 枚。经期应持续使用。

3. 碳酸氢钠粉

【适应证】 以其溶液冲洗阴道或坐浴,使阴道呈碱性,可抑制真菌繁殖。2.3%溶液有软化耵聍作用。

【用法和用量】 治疗真菌性阴道炎可用 4%溶液冲洗阴道或坐浴。软化耵聍可用 3%溶液滴耳,每日 3～4 次。

第十九节 儿科用药

1. 阿莫西林颗粒(小儿)

【适应证】 敏感菌所致呼吸道感染、泌尿生殖道感染、皮肤软组织感染。

【用法和用量】 口服。小儿:一日剂量 20～40 mg/kg,每 8 h 1 次。新生儿和早产儿每次口服 50 mg,3 个月以下婴儿一日剂量为 30 mg/kg。

2. 罗红霉素冲剂(干混悬剂)

【适应证】 敏感菌所致呼吸道感染、耳鼻喉感染、生殖器感染(淋球菌感染除外)、皮肤软组织感染、支原体肺炎、沙眼衣原体感染及军团病等。

【用法和用量】 口服:将药粉倒入适量温开水中,摇匀后服用。儿童一次 2.5～5 mg/kg,一日 2 次。

3. 小儿氨酚黄那敏颗粒

【适应证】 缓解儿童普通感冒及流行性感冒引起的发热、头痛、四肢酸痛、打喷嚏、流鼻涕、鼻塞、咽痛等症状。

【用法和用量】 温开水冲服,12 岁以下儿童用量如下:

1～3 岁,10～15 kg,一次 0.5～1 袋,一日 3 次。

4～6 岁,16～21 kg,一次 1～1.5 袋,一日 3 次。

7～9 岁,22～27 kg,一次 1.5～2 袋,一日 3 次。

10～12 岁,28～32 kg,一次 2～2.5 袋,一日 3 次。

4. 对乙酰氨基酚混悬液、栓

【适应证】 普通感冒或流行性感冒所致发热,缓解轻中度疼痛,如关节痛、偏头痛、头痛、牙痛、神经痛等。

【用法和用量】 口服,用滴管量取,用量如下:1～3 岁(12～15 kg)每次 3 mL。4～6 岁(16～21 kg)每次 5 mL。7～9 岁(22～27 kg)每次 8 mL。10～12 岁(28～32 kg)每次 10 mL。24 h 内不超过 4 次。直肠给药:1～6 岁儿童一次 1 粒,间隔 4～6 h 可重复用药一次,24 h 内不超过 4 粒。

5. 小儿咳喘灵

【适应证】 宣肺、清热、止咳、祛痰。

【用法和用量】 开水冲服,2 岁以内一次 1 g,3～4 岁一次 1.5 g,5～7 岁一次 2 g,一日 3～4 次。

6. 小儿止咳糖浆

【适应证】 祛痰,镇咳。用于小儿感冒引起的咳嗽。

【用法和用量】 口服,2～5 岁一次 5 mL,2 岁以下酌情递减,5 岁以上一次 5～10 mL,一日 3～4 次。

7. 抗病毒颗粒

【适应证】 清热解毒。用于病毒性感冒。

【用法和用量】 开水冲服,一次 1～2 袋,一日 3 次。

8. 婴儿健脾颗粒

【适应证】 用于婴儿非感染性腹泻,属脾虚挟滞证候者。

【用法和用量】 口服,每日 2 次。1 岁以下每次 1 g(1/4 袋),1～3 岁每次 4 g(1 袋),4～7 岁每次 8 g(2 袋)。

9. 宝宝一贴灵(丁桂儿脐贴)

【适应证】 用于小儿泄泻、腹痛的辅助治疗。

【用法和用量】 外用。贴于脐部,一次 1 贴,24 h 换药。

参 考 文 献

[1] 葛均波,徐永健.内科学[M].8版.北京:人民卫生出版社,2013.

[2] 王静,任菁菁.全科医学导入式诊疗思维[M].北京:人民卫生出版社,2018.

[3] 赵从,王永安,王汉斌.急性毒蕈中毒发病机制与诊治进展[J].中国医刊,2007,42(9):35-37.

[4] 孟庆义.毒蕈中毒的临床诊断与治疗[J].中国临床医生,2012,40(8):5-8.

[5] 戴闽,帅浪.骨科运动康复[M].2版.北京:人民卫生出版社,2016.

[6] 于长隆.骨科康复学[M].北京:人民卫生出版社,2010.

[7] 倪朝民.神经康复学[M].2版.北京:人民卫生出版社,2013.

[8] 周仲瑛.中医内科学[M].北京:中国中医药出版社,2017.

[9] 王华.针灸学[M].北京:高等教育出版社,2008.

[10] 谢鸣.方剂学[M].北京:人民卫生出版社,2002.

[11] 陈新谦,金有豫,汤光.陈新谦新编药物学[M].18版.北京:人民卫生出版社,2018.

附录　华中科技大学医院简介

华中科技大学坐落于湖北武汉喻家山麓,东湖之畔,是一所教育部直属的全国重点大学,由原华中理工大学、同济医科大学、武汉城市建设学院于 2000 年 5 月 26 日合并成立,是国家"211 工程"重点建设和国家"985 工程"建设高校之一。学校校园占地 7000 余亩,园内树木葱茏,碧草如茵,环境优雅,景色秀丽,绿化覆盖率 72%,被誉为"森林式大学"。

华中科技大学医院是学校直属二级单位,是武汉市洪山区关山街华中科技大学社区卫生服务中心,先后被评为武汉市二级优秀医院、湖北省示范社区卫生服务中心、国家级全科医生培训社区基地、全国百强社区卫生服务中心,担负着 10 万师生员工和社区居民的医疗保健任务,医院的综合实力与水平居全国高校医院前列,多次被各级卫生部门授予先进单位、文明单位。

医院现有职工 217 人,卫生技术人员 170 多人。卫生技术人员中有高级职称 40 人,中级职称 70 多人;硕士 15 人,本科 106 人。

目前医院开放床位 100 张,一级诊疗科目 12 个,二级诊疗科目 23 个,职能部门 18 个,医院重点建设专科 2 个。医院年门诊量 37 万余人次。拥有包括美国柯达数字化 X 射线摄影系统、贝克曼全自动生化分析仪、西门子 S2000 彩超,腹腔镜、电子胃镜、纤维结肠镜、纤维鼻咽喉镜、多功能麻醉机、长程心电图、24 小时血压监测仪等先进仪器和设备,能开展腔镜等手术以及各种常见病、多发病、危急重症、疑难疾病的诊治与抢救。

近年来,医院以进一步完善电子化健康档案为中心,构建体检前—体检中—体检后—健康管理一体化工作机制,将健康体检中心和健康管理门诊整合,提供个体化多形式的健康管理,为辖区居民提供医疗、预防保健、健康教育、计生指导、康复五位一体的社区功能卫生服务。

2016年以来,华中科技大学医院为了切实推进临翔区医疗帮扶工作,以精准扶贫、精准脱贫为基本方略,以院长孟浦为首的专家组多次赴临翔区进行卫生工作需求的调研,通过建立华中科技大学医院医疗扶贫点、开设村医课堂、上门卫生指导等方式,以提升基层卫生人员医疗及公共卫生服务能力为工作重心,针对性开展基层卫生帮扶工作,助力临翔区实现跨越发展。

武汉市洪山区关山街华中科技大学社区卫生服务中心
华中科技大学医院